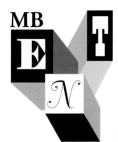

JN117589

編集企画にあたって

　本特集の原稿締切は2020年2月で，ちょうど新型コロナウイルスが世界中に広がり始めた時期であり，推敲を重ねた時期はまさに緊急事態宣言直下で私にとって記憶に残る特集となった．医療の最前線にいる医師たち，特に大きな病院において，あたかも2019年ラグビーW杯日本大会ゴール前で身体を張り続けた日本代表のように，ご自身やご家族を犠牲にしてでも最前線で身体を張って治療を行い続けた医師や耳鼻咽喉科医師の皆さんに感謝と敬意を捧げたい．先生方のお陰で致死率が世界でも相当に少ない要因の一つであるように思う．耳鼻咽喉科は小児科と同様に自粛や飛沫感染のリスクを受け，最も収入が激減した診療科である．その割合は4割減とも，東京においては5割減とも言われている．これからポストコロナ体制である．私も数年前からオンライン診療を毎日予約患者さんに対して行っている．

　また，相当に落ち込んだ収益を回復させる手段の一つに難聴者や耳鳴患者さんへの補聴器医療や補聴機器医療が考えられる．保険的にも保護があり患者さんたちも費用対効果を慮っても限りなく明るい笑顔で「先生！聞こえるごとなりましたっ！」とコロナ禍の中でも帰っていく．落ち込んだ暗い話が多い中で明るくさせていただける医療の一つである．2018年に5回ほど国会議員の先生方に招聘され講演を行ったが，2019年に「難聴対策議員連盟」が国会議員の間で設立された，それも追い風になっていると思われる．たとえこのようなひどい感染や災害があろうとも超高齢化社会における難聴者医療は終わらない．この補聴機器医療，補聴器・人工中耳・人工内耳の最新の情報が満載されていると断言できるのがこの本である．今回この原稿は，常日頃から弱い立場である難聴者の方々を思いやることのできる将来性のある医師・言語聴覚士の方々に執筆していただいた．また，言語聴覚士は実際に眼前の難聴者と格闘(Struggle)しつつ補聴器を自分で適合し日々患者さんを良くしている人たちである．このような人たちを日本中に，島々においてさえも育成していくのが現時点の私の夢である．また，原稿は両側補聴器や両側人工内耳，補聴器と人工内耳(Bimodal)ユーザーであり医療者でもある方々にも執筆していただいた．どんなふうに聞こえているのか楽しみにして読んでいただきたい．まさにリアリティー溢れる特集にしていただいた事に感謝したい．どうか先生方の書斎や診察室，そして待合室，療育機関にも置いていただきたい．どれだけ難聴に悩んでいる患者さん方や難聴の幼子を抱え不安になっている親御さん方が救われるかわからない．ENTONIだからこそできたかもしれないこの企画，医療者の立場でも難聴者の立場でもお勧めしたい本である．

　最後にこの本は長い間，本庄巌名誉教授，小林俊光名誉教授と共に編集主幹を務められ，締切から発行までの間の2020年5月3日(82歳)永眠なされました順天堂大学名誉教授，市川銀一郎先生の御魂にも捧げます．難聴や難聴者の気持ちにお詳しい先生は，この特集を喜んでいただけたでしょうか．ご冥福を心よりお祈り申し上げます．

2020年6月

神田幸彦

KEY WORDS INDEX

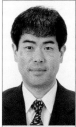

大崎 康宏
（おおさき やすひろ）

1999年　大阪大学卒業
　　　　同大学耳鼻咽喉科入局
2004年　大阪大学大学院医学系研究科
　　　　修了
2004〜06年　米国マウントサイナイ
　　　　医科大学留学
2006年　大阪大学大学院医学系研究
　　　　科耳鼻咽喉科，助教
2010年　香川大学医学部耳鼻咽喉
　　　　科，助教
2012年　八尾市立病院耳鼻咽喉科
2013年　市立吹田市民病院耳鼻咽喉
　　　　科
2015年　大阪府立母子保健総合医療
　　　　センター耳鼻咽喉科
2017年　大阪大学大学院医学系研究
　　　　科耳鼻咽喉科，助教
2018年　近畿大学医学部耳鼻咽喉
　　　　科，講師

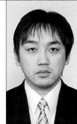

鈴木 大介
（すずき だいすけ）

2004年　国際医療福祉大学保健
　　　　学部卒業
2006年　同大学大学院保健医療
　　　　学修了
　　　　済生会宇都宮病院耳鼻
　　　　咽喉科入職

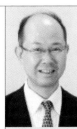

日高 浩史
（ひだか ひろし）

1993年　東北大学卒業
　　　　同大学耳鼻咽喉・頭頸部外
　　　　科入局
1998年　同大学大学院修了
1999年　いわき市立総合磐城共立病
　　　　院耳鼻咽喉科，医長
2003年　米国ジョンス・ホプキンス
　　　　大学留学
2006年　仙台医療センター耳鼻咽
　　　　喉・頭頸部外科
2007年　いわき市立総合磐城共立病
　　　　院耳鼻咽喉科，主任科長
2009年　東北大学耳鼻咽喉・頭頸部
　　　　外科，講師
2014年　同，准教授
2019年　関西医科大学耳鼻咽喉科・
　　　　頭頸部外科，准教授

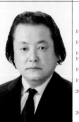

神田 幸彦
（かんだ ゆきひこ）

1987年　長崎大学卒業
　　　　同大学耳鼻咽喉科入局
1990年　日赤長崎原爆病院，関連病
　　　　院
1994年　長崎大学耳鼻咽喉科，助手
1997年　ドイツ・ビュルツブルグ大
　　　　学留学
1998年　長崎大学耳鼻咽喉科，講師
　　　　併任
1999年　長崎労災病院耳鼻咽喉科，
　　　　部長
2001年　神田耳鼻咽喉科entクリ
　　　　ニック開業，院長
　　　　長崎大学および東北大学耳
　　　　鼻咽喉科，非常勤講師
2008年　長崎大学耳鼻咽喉科，臨床
　　　　教授
2009年　医療法人萌悠会耳鼻咽喉科
　　　　神田E・N・T医院，理事長

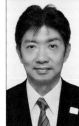

高橋 優宏
（たかはし まさひろ）

1996年　横浜市立大学卒業
1999年　同大学医学部附属市民
　　　　総合医療センター，助
　　　　手
2001年　国家公務員共済組合連
　　　　合会虎の門病院耳鼻咽
　　　　喉科
2004年　横浜市立大学附属病
　　　　院，助教
2011年　同大学耳鼻咽喉科，講
　　　　師
2017年　国際医療福祉大学三田
　　　　病院，准教授

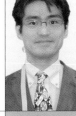

平海 晴一
（ひらうみ はるかず）

1995年　京都大学卒業
　　　　同大学医学部附属病院耳鼻
　　　　咽喉科・頭頸部外科入局
1996年　兵庫県立尼崎病院耳鼻咽喉
　　　　科・頭頸部外科
1998年　公立豊岡病院耳鼻咽喉科・
　　　　頭頸部外科
2003年　京都大学医学部附属病院耳
　　　　鼻咽喉科・頭頸部外科，医
　　　　員
2004年　同，助教
2006〜07年　イタリアGruppo Oto-
　　　　logico，アメリカHouse
　　　　Ear Institute，visiting
　　　　physician
2014年　岩手医科大学耳鼻咽喉科・
　　　　頭頸部外科，講師
2016年　同，准教授

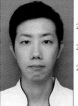

古賀 涼
（こが りょう）

2013年　高崎経済大学経済学部
　　　　経済学科卒業
2014年　長崎リハビリテーショ
　　　　ン学院入学
2017年　同，卒業
　　　　医療法人萌悠会耳鼻咽
　　　　喉科神田E・N・T医
　　　　院に言語聴覚士として
　　　　入職

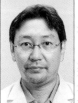

柘植 勇人
（つげ はやと）

1987年　愛知医科大学卒業
　　　　国立名古屋医療セン
　　　　ター研修医
　　　　名古屋大学医学部耳鼻
　　　　咽喉科入局
1990年　同大学医学部附属病院
1991年　愛知県がんセンター
　　　　（頭頸部外科）
1993年　名古屋大学医学部附属
　　　　病院
1998年　名古屋第一赤十字病院
2002年　稲沢市民病院
2009年　名古屋第一赤十字病院
　　　　鼻咽喉科，部長

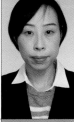

三瀬 和代
（みせ かずよ）

1997年　広島文教女子大学文学
　　　　部国文学科卒業
2003年　愛媛十全医療学院言語
　　　　聴覚学科卒業
　　　　愛媛大学医学部附属病
　　　　院耳鼻咽喉科
2015年　帝京大学医学部附属溝
　　　　口病院耳鼻咽喉科

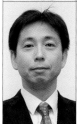

下倉 良太
（しもくら りょうた）

2000年　神戸大学建設学科卒業
2002年　同大学大学院自然科学
　　　　研究科博士前期課程修了
2006年　Bologna University
　　　　（Italy）博士後期課程
　　　　修了，Ph.D.
2007年　独立行政法人産業技術
　　　　総合研究所人間福祉医
　　　　工学研究部門，特別研
　　　　究員
2010年　奈良県立医科大学耳鼻
　　　　咽喉科・頭頸部外科
　　　　学，助教
2014年　島根大学大学院，総合
　　　　理工学研究科，助教
2018年　大阪大学大学院基礎工
　　　　学研究科，准教授

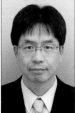

西村 忠己
（にしむら ただし）

1997年　奈良県立医科大学卒業
　　　　同大学耳鼻咽喉科入局
2003年　同大学大学院修了
　　　　同大学耳鼻咽喉科，助
　　　　手
2007年　同大学耳鼻咽喉科・頭
　　　　頸部外科，助教
2014年　同，学内講師
2016年　同，講師

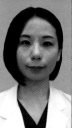

安岡 公美子
（やすおか くみこ）

2008年　滋賀医科大学卒業
　　　　同大学附属病院研修医
2010年　同大学医学部耳鼻咽喉
　　　　科入局
2013年　日野記念病院耳鼻咽喉
　　　　科
2016年　滋賀医科大学耳鼻咽喉
　　　　科，助教
2016年　同大学大学院医学系研修
　　　　了
2017年　日野記念病院耳鼻咽喉
　　　　科，医長
2018年　同，部長

WRITERS FILE ライターズファイル（50音順）

CONTENTS

補聴器・人工中耳・人工内耳・軟骨伝導補聴器
―聞こえを取り戻す方法の比較―

編集企画／神田幸彦
神田Ｅ・Ｎ・Ｔ医院,
院長

Monthly Book ENTONI　No. 248/2020. 8　目次

編集主幹／小林俊光

【ENTONI®（エントーニ）】
ENTONIとは「ENT」（英語のear, nose and throat：耳鼻咽喉
科）にイタリア語の接尾辞 ONE の複数形を表す ONI をつけ，
耳鼻咽喉科領域を専門とする人々を示す造語．

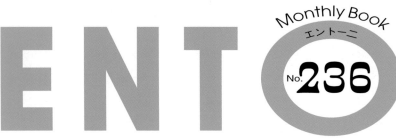

Monthly Book
ENTONI
エントーニ
No.236

2019年9月　増大号
174頁　定価（本体価格 4,800 円＋税）

大好評

早わかり！
耳鼻咽喉科診療ガイドライン，手引き・マニュアル—私の活用法—

編集企画　順天堂大学名誉教授　**市川銀一郎**

すでに精読した先生方は内容を再確認するため、またこれから読もうとする先生方にはまずその概略を知っていただくために、各分野に造詣の深い先生方に解説いただき、私の利用法も掲載！！

☆ CONTENTS ☆

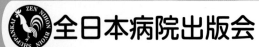

全日本病院出版会　〒113-0033 東京都文京区本郷 3-16-4　Tel：03-5689-5989
www.zenniti.com　Fax：03-5689-8030

MB ENT, 248：1-10, 2020

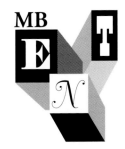

◆特集・補聴器・人工中耳・人工内耳・軟骨伝導補聴器─聞こえを取り戻す方法の比較─

補聴器 update

柘植勇人*

Abstract 科学技術の発展に伴い補聴器は大いに進化している．しかし，日本では補聴器の満足度が高いとはいえない実情がある．そこで，日本の補聴器事情の課題と補聴器の進化の一部をお伝えする．日本耳鼻咽喉科学会による補聴器相談医制度は，この補聴器事情を改善するために始められた．日本では，補聴器フィッティング途中に行うべき検査（測定）が普及していない．「補聴器相談医」が「補聴器適合に関する診療情報提供書」を用いて「認定補聴器専門店」に紹介する流れは，この必要な検査（測定）が実際されるように導くことも目的にしている．その必要性について，症例を通して実感していただければ幸いである．また，補聴器の進歩については，基本性能であるノンリニア増幅とハウリング抑制の進化とそれにかかわる弊害について解説した．

Key words 補聴器(hearing aid)，適合検査(adaptability test)，ノンリニア増幅(non-linear amplification)，ハウリング抑制(howling suppression)，補聴器相談医(hearing aid consultant)

はじめに

補聴器は，デジタル信号処理にかかわる技術発展によって大いに進歩している．しかし日本では，ちまたの補聴器適合（補聴器がその人にとって最適な状態になっていること）の率が上がっているとは感じられない．当院では，あいかわらず「補聴器はうるさくて使えない」「補聴器で聞こえるようになったけれど，こんな程度でしょうか…」と訴えて紹介来院される方が減っていない．

補聴器の技術進歩は明らかであるにもかかわらず，日本ではどうしてこのような状況なのであろうか．補聴器の購入を考えているユーザーの目が向きやすいのは，最新機能の有無や価格であることが多い．補聴器は医療機器であるにもかかわらず，日本では家電と同様な販売が行われていることも少なくないし，ユーザーにとって親身に相談にのってくれる販売者のセールストークの影響は大きい．補聴器のフィッティングには，調整途中

の検査の活用が大きくかかわっているが，ほとんどのユーザーは知る由もない．

この現状を改善する1つの打開策は，耳鼻咽喉科医が深くかかわることである．この稿では，補聴器の進歩を背景にした日本での補聴器事情と課題，筆者が考える具体的対策について述べていきたい．特に，補聴器を専門としていない耳鼻咽喉科臨床医に伝えられたら幸いである．

日本での課題がみえてくる3症例

世間での実情を示す典型的な3症例を提示する．

症例1：メガネ量販店で購入された60歳台男性のケース

半年前にメガネ店で補聴器を購入されたが，役にたたないと来院された．中等度感音難聴であった．RICタイプ（出力部分が補聴器本体から独立している）耳かけ型補聴器で，当時の最新型といえる．両耳40万円台で購入され，広告のうたい文句から最新型をお得に買うことができたと思った

---

* Tsuge Hayato, 〒 453-8511 愛知県名古屋市中村区道下町 3-35 名古屋第一赤十字病院耳鼻咽喉科，部長

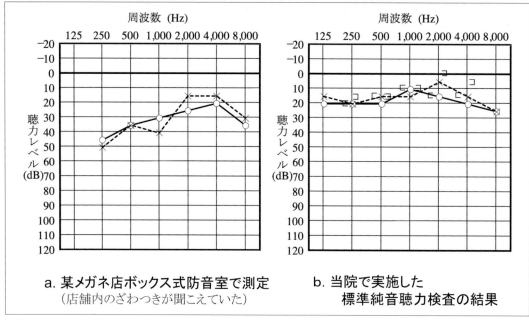

図 1. 筆者の聴力検査データ

a. 某メガネ店ボックス式防音室で測定
（店舗内のざわつきが聞こえていた）

b. 当院で実施した
標準純音聴力検査の結果

そうであるが，聞こえが改善しないことに不満を持って紹介来院された．

この症例のポイントは，
✓ 店舗に補聴器装用下の音場測定をする設備はなかった．
✓ イヤモールドが必要な聴力であるが，提案はなかった．
✓ 店員は親身に対応し良心的な対応であった．イヤモールドを作製しなかったのは知識がなかった可能性が高い．
✓ 販売者は認定補聴器技能者ではなく，お店は認定補聴器専門店ではない．

「認定補聴器技能者」とは，4年間の講習期間を経て，一定水準以上の知識と技能を有し，公益財団法人テクノエイド協会の資格試験に合格した者である．「認定補聴器専門店」とは認定補聴器技能者が在籍し，補聴器の調整・選定に必要な種々の測定機器や設備について同協会の認定審査基準をクリアした店舗である．いずれも補聴器販売の適正化に向けて設立された日本の制度であるが，これらの資格の有無にかかわらず販売は可能である．

このケースでは，非有資格者によって調整途中の測定は行われず販売されたわけである．

（注）医療機関では「検査」，補聴器店では「測定」という用語が使用される．

JapanTrak 2018[1]によるとメガネ店から購入された方の比率は15％程度．認定補聴器技能者が常駐している店舗は極めて少ない．認定補聴器専門店をほとんど取得されておらず，各種の測定設備が不十分であることは多い．このケースの店員は最善を尽くして職務をまっとうしようと努力したが，このような環境では調整に限界がある．

聴力測定が防音の不十分な環境で行われた状況を考えてみる．ご自宅や店舗での聴力測定は，実際よりも聴力レベルが悪く計測されやすい．参考に筆者のオージオグラムを図1に提示する．図1-aは某メガネ店に設置された防音室での実際の聴力測定結果，bは当院で行った標準純音聴力検査（PTA）の結果．店舗での値は，250〜1 kHzにおいて20 dB以上もずれていた．この20 dB以上異なる結果をもとに補聴器調整をするのは困難である．その理由を図2に示す．

しかし，適切な補聴器フィッティングを真摯に目指しているメガネ店も存在するので，メガネ店だからと一概に否定してはいけない．

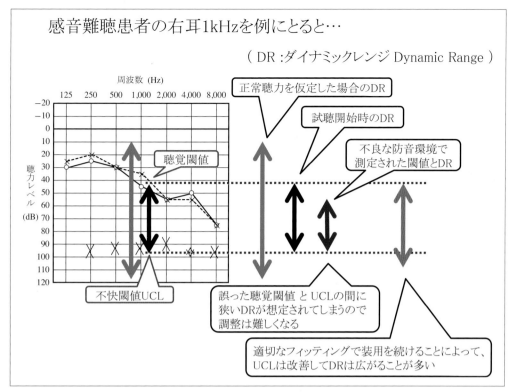

の図中のテキスト:

感音難聴患者の右耳1kHzを例にとると…

（ DR :ダイナミックレンジ Dynamic Range ）

正常聴力を仮定した場合のDR

試聴開始時のDR

不良な防音環境で
測定された閾値とDR

聴覚閾値

周波数（Hz）

聴力レベル（dB）

不快閾値UCL

誤った聴覚閾値とUCLの間に
狭いDRが想定されてしまうので
調整は難しくなる

適切なフィッティングで装用を続けることによって，
UCLは改善してDRは広がることが多い

図 2. 感音難聴患者の聴くことができる音の大きさの範囲（ダイナミックレンジ）について

症例2：高性能な高額機種の補聴器を購入された80歳台男性のケース

以前より，たまに左耳漏があったとのこと．「店舗に出向く必要がなくご自宅ですべて対応できます」と在宅での補聴器調整を売りにされている補聴器専門店を選択された．親身な対応に販売者を信頼して，オーダーメイドの耳あな型両耳110万円の補聴器を購入．しかし，聴き取りは上がらず生活に不自由を感じながら1年間使用した．そして，左慢性穿孔性中耳炎の手術で聴き取りが少しでも上がらないものかと近医より紹介来院となった．両耳の重度混合性難聴であった．手術をしても骨導域値の程度から両耳の補聴器は必須と考えられた．そこで，筆者は補聴器の再調整を提案しつつ手術予約をした．補聴器店に検査データなどを提供し，再調整を依頼したが聴き取りの改善は得られず，新機種の購入を勧められたことに憤慨され当院での試聴を希望された．そこで，手術前に耳かけ型（のちに一側は福祉対応の購入）の両耳試聴を行ったところ，会話が普通にできるようになったことに驚かれた．

この症例のポイントは，

✓自宅訪問のみで聴力測定や補聴器調整が行われた．

✓骨導聴力は調べられていないので，両耳の混合難聴が見落とされた．

✓補聴器専門店とうたっていながら，調整途中の客観的測定は何もしていない．

✓お店は認定補聴器専門店ではない，販売者が認定補聴器技能者かどうか不明．

高齢者に対して，店舗まで出向く必要がなく自宅訪問ですべてのサービスを行うことを売りにした販売手法である．同じような販売形態は全国的に多くみられ，販売者自身は親身であることは少なくない．大手の協同組合が関与した補聴器販売も販売者が在宅で対応するケースが多く，この販売手法は日本全体に広がっていることがわかる．

このケースでのユーザーは，聴き取りが上がらない時にその原因を探るための諸検査があるとは思いもしていなかった．日本で補聴器不適合が多い理由に，フィッティングソフトを搭載したパソコンだけで「調整は不可能ではない」という認識

表 1. 補聴器診療にかかわる課題と対策

1. 標準純音聴力検査(PTA)だけで補聴器フィッティングは可能?

運が良くなければ，PTA だけで適切なフィッティングは困難

2. 耳鼻咽喉科クリニックの補聴器相談医はどうすべき?

(語音聴力検査や音場検査ができない場合)

✓ 必要な測定が可能な認定補聴器専門店を拠点とする認定補聴器技能者と組む.

✓ 認定補聴器技能者に正確な PTA データを提供する.

✓ 患者に以下の説明を行う.

・試聴開始時にうるさく感じるのは当然であり，その感覚は変化する

・調整途中に必要な測定があるので，店舗に出向く必要がある

✓ 補聴器の適合評価は，適合測定の結果とご本人の満足度をもとに耳鼻咽喉科医が柱で判断することが望ましい.

があるように思う．販売者の中には，限界があることを知っていながら世間一般的にそうやって販売されているのだから…という思いがあるのかもしれない．

実は，10 数年前，筆者も音場検査は形式的に最後に確認するもの…程度の認識であった．そんな筆者は，補聴器耳鳴外来で補聴器の調整に苦労した多くの患者を対応したことで，調整途中の音場検査や補聴器特性測定の必要性を実感するようになった．

したがって，現在の筆者は「PTA だけで適切なフィッティングが可能か」という問いに，その限界を踏まえて，「よっぽど運が良くなければ，PTA だけで適切なフィッティングは不可能」と考えている(表1-1)．難聴者のラウドネス(人が感じる音の大きさ)は脳の可塑性によって変化しており，調整を進めると再び変化するものである．実際に，不快閾値(UCL)も変化していく(図2)．したがって，音の印象を聴き取りながらの調整だけでは，設定したゴールになかなかたどり着けないからである．ただし，装用者が訴える音の印象，特に「補聴器装用時のうるささ」の訴えを無視しては信頼関係を築けないから，そこには工夫が必要であり，当院の手法は後述する．この課題が顕著にあらわれているのが，次の症例である．

症例3：認定補聴器専門店から補聴器を購入された 50 歳台女性のケース

両側感音難聴の症例．耳鼻咽喉科クリニックより認定補聴器専門店に紹介となった．その店舗には，認定補聴器技能者が常駐している．両耳で 100 万円の最新型 IIC タイプ(外耳道の中に収まる超小型機種)を購入したが，職場がキッチン業務という騒音環境であり調整に難渋したようである．メーカー担当者も来店し調整にかかわったとのこと．結局，「装用時のうるささ」でほとんど使用できず，最近あまりにも聞こえが不便なため片耳装用を交互に始めたと聞いた．購入後 2 年経過したところで，何とかならないものかと紹介来院された．右 51.7 dB，左 53.3 dB の水平性の感音難聴，55 歳と若く語音弁別能はそれぞれ 85％に保たれていた．

補聴器を調べてみると，水平性難聴であるにもかかわらず，なぜか周波数圧縮(急墜型感音難聴などに対してスケールアウトを示す高音域の入力音を可聴周波数域に周波数を下げて出力する技術)の設定がされており，場面に応じて6種類のプログラムが自動に切り替わる設定であった．最新機能を駆使して何とかフィッティングしようと苦労した痕跡がうかがえる．特性をみると 60 dB 入力で利得は 10 数 dB しか入っておらず，90 dB 入力では若干のマイナス利得(5 dB 程減衰)．つま

り，ファンクショナルゲイン（補聴によって最小可聴閾値が改善した幅：装用閾値−裸耳閾値）が確保できていないことは明らかな一方，最大出力も不十分である．聴覚過敏傾向の強さに調整が難渋したことが推測できる．

　当院では，聴力レベルからIICタイプでは難しいと判断，耳かけ型補聴器（価格は持参された補聴器の1/3程度）の両耳試聴を始めた．しばらくすると騒音下での問題はなくなり，何より生活での会話が普通にできるようになったことを大いに感謝された．

この症例のポイントは，
✓認定補聴器専門店で購入．
✓必要な測定は実施されていたはず．
✓購入された小型の高性能補聴器はご本人が目立たない補聴器を希望されたから．
✓聴覚過敏傾向のある難聴者で，職場は騒音環境であった．

　上手くいかなかった店舗での補聴器は最新機能を駆使した調整を試みられていた．一方，満足された当院での試聴補聴器は「無指向性」で「騒音抑制弱」という至ってシンプルな設定であった．この方の聴力にIICタイプの補聴器は通常選択されないと思うが，ご本人の要望に販売者は可能と考えたのかもしれない．医療機関であれば，適合しないまま終わらせることはないと思うが，通常の販売店ではやむを得ないのであろうか．この段階で補聴器に詳しい耳鼻咽喉科医か言語聴覚士が関与すれば，2年間も難聴で不便な状態で過ごすことはなかったかもしれない．とはいえ，このような聴覚過敏傾向の強い場合のフィッティングは難渋することが多く，当院でも以前はたいへん苦労した．

日本における補聴器販売の実情と課題

　提示した3症例からわかるように，最新型の高性能補聴器を購入したからといって満足度の高い補聴に結びつくとは限らない．オプション機能が豊富な高額機種の選択よりも，補聴器の基本性能自体が大いに進化しているので，補聴器調整の大切さを実感していただければ幸いである．実は，音場検査などを元にした調整を行わなくてもそれなりに聞こえの改善は可能であるから，調整の不備が潜在化しやすい一面がある．しかし，「運が良くなければ，PTAだけで適切なフィッティングは不可能」であり，最善の調整には調整途中の検査（測定）や適合検査（測定）が必要である．

以上のことから，上記3症例の対策をまとめると，
✓補聴器フィッティングには，調整途中の検査が必要である．
✓音場測定が可能な認定補聴器専門店での購入を啓発するべき．
✓調整難渋例に対して，補聴器に詳しい耳鼻咽喉科医や言語聴覚士がかかわる．

　いずれも，日本耳鼻咽喉科学会（日耳鼻）が推進している「補聴器相談医制度」の主旨と一致している．

　ところで，開業されている補聴器相談医のクリニックでは，認定補聴器技能者が訪れて補聴器対応されているところは多い．そして補聴器技能者は，通常そのクリニックにおいて補聴器調整を行う．補聴器を専門としていなければ，音場検査や補聴器特性測定は行っていないことが多いので，先に提示した2ケース目の訪問販売と実は大きく変わらない．ただし，骨導値を含めた防音室でのPTAは通常行われており，伝音難聴と感音難聴では補聴器の調整が全く異なるからその価値は大きい．補聴器を専門としていないクリニックでの対応について，筆者の提案を表1-2にまとめた．

まずは，認定補聴器技能者の中でも，認定補聴器専門店を拠点としている方と連携することをお勧めしたい．そして，あらかじめ「補聴器の調整途中に必要な測定があるから，適宜店舗まで足を運んでください」と説明する．補聴器の適応だけでなく，「補聴器適合」の判定にも深くかかわってほしい．認定補聴器技能者から提供された音場測定による適合測定の結果とご本人の満足度を総合的に評価する．適合していない場合には，認定補聴

器技能者とともに原因を探ると，お互いの知識が深まりレベルアップがはかれる．それでも解決できない場合には，最寄りの補聴器に詳しい耳鼻咽喉科医に相談すれば良いと思う．

一方，へき地における補聴器診療は簡単ではない．PTAや音場検査が簡単にはできない．PTA，語音検査，音場検査，補聴器特性測定を行うため，それらの検査機器を搭載した自動車を認定補聴器技能者がレンタルできるシステムが構築されることを期待している．

補聴器販売には様々な価値観が同居している．親身な対応で購入者の心をつかみ，利益率の高い高性能な高額補聴器に目を向けさせるのは自由経済の自然な流れかもしれない．また，検査環境を整備するには企業にとって大きな投資が必要であることから，その投資は利益とのバランスで発想されるかもしれない．しかし，補聴器は医療福祉機器である．適切な調整によって難聴者が満足してから補聴器を購入するのが世間で当たり前になれば，不適合の補聴器を販売する業者は生き残れないと思うので，貸し出し試聴が世間で一般的になることを筆者は期待している．

昨今，日耳鼻では，認定補聴器専門店との連携を目指して「補聴器適合に関する診療情報提供書と報告書」がつくられた．これを用いることで，認定補聴器技能者は適合検査の結果を報告する義務が発生している．また，医療費控除にかかわる文言がわかりづらい表現になっているが，日耳鼻という公的な組織として厚生労働省の原文を使用せざるを得なかった理由があったと想像できる．この書面の作成は，耳鼻咽喉科臨床医にとってわずらわしい作業が増えたことで多くの愚痴がこぼれる場合もあるが，現在の日本の補聴器事情を改善するため，補聴器の適合検査を必須とする方向に導くことが目的である．

補聴器の基本性能の進化と弊害

現在の補聴器は，真空管，トランジスタの時代を経て，デジタル信号処理をベースにした複雑な電気的増幅が可能な時代になって大きく進歩した[2]．このデジタル信号処理(digital signal processing；DSP)技術の発展こそが補聴器の進化の真髄である．このデジタルによる演算処理は桁違いに速くなっており，感音難聴に対するノンリニア増幅は単純なものでなくなり，指向性機能や雑音抑制においてはデジタル処理を背景にした様々な技術が工夫されている．

1．増幅手法の進化と弊害[3]

補聴器が行う音の増幅は感音難聴を対象とすることが多いことから，小さな入力音は増幅を大きくし，大きな入力音にはわずかに増幅あるいは減衰(入力音より小さく)する「ノンリニア増幅」が基本である．人の生体反応はすべて天井効果を持つ非線形の動き，ノンリニアな反応であるため，能動的生体反応が機能低下をきたした感音難聴に対して，単純な増幅ではなくノンリニアな増幅が必要になる．ノンリニア増幅によって，補聴器に入力された音を聞こえる範囲(ダイナミックレンジ)に押し縮め(圧縮)，残存している有毛細胞や神経に対して過剰な負荷を回避しつつ効率の良い入力を行う．さらに，軽中等度の感音難聴では，小さな音は聞こえないが，大きな音に対しては不快と感じるレベル(不快閾値 UCL)が下がることが多い(図2)．内耳の補充現象と聴覚中枢で感度を上げる可塑性が働くからである[4][5]．このような背景から，増幅率を変化させるノンリニア増幅を基本としながら，個人差のある音への敏感さ(聴覚過敏現象)に対応した調整が必要である．

このノンリニア増幅は大いに進化した．現在，圧縮率は周波数帯域ごとに変えられるので，騒音に対する工夫にも使われるようになった．この周波数ごとに作動するノンリニア圧縮は違和感の少ない最大出力制限も可能にした[6]．そして，現在のノンリニア増幅は増幅の度合い(圧縮率)を変更する点が1ヶ所ではないマルチニーポイントコンプレッションが基本になっている[7][8]．これらのノンリニア増幅の発展によりアナログ補聴器の時代と比べて言葉の明瞭度の改善だけでなく，快適

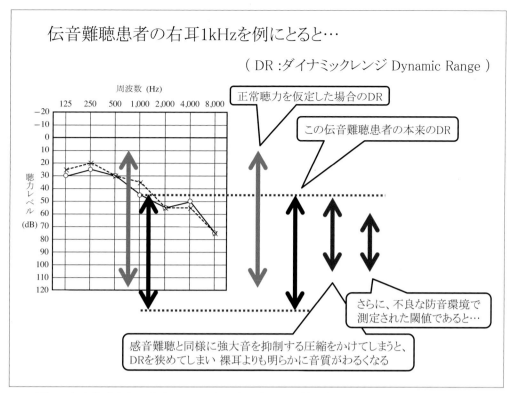

伝音難聴患者の右耳1kHzを例にとると…

（ DR :ダイナミックレンジ Dynamic Range ）

周波数 (Hz)

正常聴力を仮定した場合のDR

この伝音難聴患者の本来のDR

さらに、不良な防音環境で測定された閾値であると…

感音難聴と同様に強大音を抑制する圧縮をかけてしまうと、DRを狭めてしまい 裸耳よりも明らかに音質がわるくなる

図 3. 伝音難聴患者の聴くことができる音の大きさの範囲(ダイナミックレンジ)について

性，安全性は大きく進化したと考えられる．

　一方，伝音難聴に対しては，入力音の大きさにかかわらず音を一定の割合で増幅する「リニア増幅」が基本となる．伝音難聴の場合，内耳に届く音の大きさが単純に小さくなるからである．

　以上のことにかかわる実臨床での弊害を示す．

　それは，伝音難聴患者のフィッティングである．加齢性難聴を対応していることが多い補聴器技能者にとって「リニア増幅による大きな最大出力」に抵抗感があるのか，伝音難聴患者にもノンリニア増幅を行い最善のフィッティングになっていないケースは多い．伝音難聴患者も小さな音が聞こえない静かな環境に慣れていたため補聴当初は周囲の騒音をうるさく感じやすい[9]．この装用時の音に敏感となる現象（装用時の聴覚過敏現象）に対して，調整者は感音難聴患者と同様と考えてしまい強大音を制限するノンリニアな調整を行うと，装用者の満足が得られなくなってしまう．伝音難聴の場合は単純に音が小さくなっているだけなので，圧縮のかかったノンリニア増幅にすると裸耳と比べて音の伸びやかさが損なわれ，補聴時

の音質の低下を感じ取り「補聴器なしで大きな声で話してもらったほうがよく聞こえる」と満足されないわけである．骨導聴力検査が行われず伝音難聴成分が見過ごされる場合だけでなく，補聴器技能者が伝音難聴や混合難聴とわかっていて，このような調整にしていることも少なくない(図3)．

2．ハウリング抑制機能の進化[3]

　ハウリングは，補聴器から出力された音をマイクが拾ってしまい増幅を繰り返す現象（フィードバック発振）で「ピー」などの音で経験される．補聴器では高音に起こりやすく出力が大きくなるとハウリング発生率は高くなる．このハウリングを抑制する技術も大いに進化した．この技術の発展により，軽中等度難聴者に対してオープンフィッティングといわれる耳せんに大きな通気孔（ベント）を開け，耳閉感や自声強聴を予防する補聴器調整が活用されるようになった．このハウリング抑制の技術は，逆位相の音を重ねる手法や周波数をシフトする手法の他，各メーカーはさらに工夫を重ねている[8]．

　一方，販売店ではこの技術に頼りすぎた弊害が

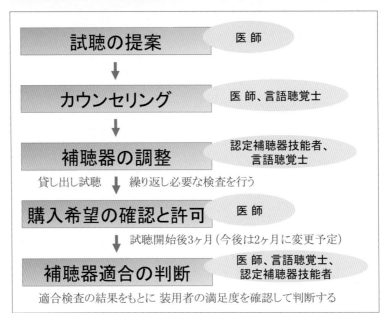

```
┌─────────────────────────────────────────────────────────┐
│   試聴の提案            医 師                               │
│      ↓                                                    │
│   カウンセリング        医 師、言語聴覚士                   │
│      ↓                                                    │
│   補聴器の調整          認定補聴器技能者、                   │
│                        言語聴覚士                          │
│  貸し出し試聴  ↓ 繰り返し必要な検査を行う                   │
│   購入希望の確認と許可   医 師                             │
│      ↓ 試聴開始後3ヶ月（今後は2ヶ月に変更予定）             │
│   補聴器適合の判断      医 師、言語聴覚士、                  │
│                        認定補聴器技能者                    │
│  適合検査の結果をもとに 装用者の満足度を確認して判断する    │
└─────────────────────────────────────────────────────────┘
```

図 4. 当院での補聴器購入の流れ

みられている．ハウリング抑制機能の限界を超えた聴力パターンであるにもかかわらず，イヤモールドを作製せず，耳せんで対応されているケースがみられる．その場合，技能者はハウリングを防ぐために高音域の利得不足の調整で終えていることがある．機種によっては，ハウリングを防ぐ目的で自動的に高音の利得を下げる機能が備わっているものがあり，気づかぬまま高音の利得が上がらない現象を招いている．補聴器の最新機能は，このような弊害も合わせ持っていることを知っておく必要がある．

当院における補聴器購入の流れ

当院での補聴器購入までの流れを図4に提示した．参考にしていただければ幸いである．

1．試聴の提案

補聴器の適応は 40 dBHL 程度が目安とされているが，実際にはオージオグラムの値では決まらない．適応の原則は「難聴者がその方の生活の中で聞こえに不便を感じている」ことである．40 dBHL 未満であっても，仕事などで聞こえの不便があれば補聴器を試聴する価値がある．補聴器の進化による良好な音質によって軽度難聴者も満足できるレベルにある．ただし，軽度難聴者の求めるレベルは高いので調整は意外と難しい．「補聴器はうるさい」という理由で断念されないよう，カウンセリングと調整の工夫が鍵となる．ここに貸し出し試聴の価値がある．また，一側難聴であっても不良聴耳に補聴器が有効であることは多いので，貸し出し試聴を活用する．

2．カウンセリング

補聴器の試聴前にカウンセリングは必須である．試聴開始時に「うるさく感じる」ことが生理現象であることを解説する必要がある．当院では調整途中に現れる聴覚過敏現象を「聴覚過敏の壁」と呼び，「生活環境音のわずらわしさ」は常時装用によって順応できること，「大きな音への不快さ」は調整の工夫で乗り越えていくことを言語聴覚士が解説している．そして，調整途中に行う検査（測定）が適宜必要であることをお話しする．「音の感じ方」は，聴覚中枢の可塑性によって変化していくので，音に対する印象はあてにならず，「補聴器装用状態での検査」が必要であることを言語聴覚士が解説している．

3．補聴器の調整

想定したフィッティングのゴールに向けて徐々に近づけていくことである．当院では，装用者の印象や訴えには振りまわされない．けれども共感することは大切であり，何らかの訴えに対して必ず調整の変更を行い，「慣れていきましょう」とい

う言葉は使用しないことを取り決めている．そして，調整の度にゴールから遠ざけることがないように工夫が必要である．前述した「聴覚過敏の壁」に対して，当院では徹底した強大音の出力制限と早期のファンクショナルゲインの確保が特徴である．強大音の出力制限のため全体に強い圧縮がかかる時には，一度音質が悪くなることを説明する．とはいえ，会話領域(500～2 kHz)のダイナミックレンジが30 dB以上確保さえすれば言葉の聴き取りは通常改善している．ただし，音質は最善ではないので「調整途中であること」を強調しておく必要がある．そして，2 kHzを越える高音域は極端な高圧縮でファンクショナルゲインを確保することで，語音弁別能の改善や耳鳴の解決に役立てている[10]．なお，最大出力は補聴器特性測定の入出力曲線，一方，閾値付近の利得はファンクショナルゲインで確認することが肝要である．このような調整は，補聴器の基本性能の進化によって周波数ごとにきめ細かい圧縮の設定が可能になったからこそ実現可能になったと考える．

4．購入希望の確認と許可

当院では3ヶ月間の貸し出し試聴後に医師が購入希望の確認を行っている．今後は，試聴期間を大まかな調整のメドが立つ2ヶ月に移行できそうである．ただし，購入後も調整は継続する．

5．補聴器適合の判断

補聴器が適合したかどうかは，適合検査(測定)の結果だけでなく装用者の満足度を確認して評価する．医師だけでなく，言語聴覚士や補聴器技能者もその判断に加わる．当院では，音場の語音検査結果が良くても調整の余地があった症例を多数経験している．したがって，音場語音検査の結果だけにとらわれず，満足度が上がっていない場合には音場閾値の結果，補聴器特性測定の結果を総合的に判断する必要がある．そして，矛盾があれば実耳測定による確認を行う．

さいごに

日本での補聴器事情を知るにつれ，補聴器にかかわる人達に様々な価値観が存在していることを筆者は知った．欧米のように国家資格を持つ専門職が補聴器を販売する制度ではないので，医療という要素が薄い販売形態が育った背景がある．そのような状況に，日耳鼻も日本補聴器販売店協会も，補聴器事情の改善に向けての努力がなされている真っ最中である．

現在の補聴器調整は，パソコンのフィッティングソフトで行われている．聴力検査の結果さえあれば補聴器の調整はとりあえずできてしまう．しかしながら，「調整を適切に行うためには，調整途中に行う検査(測定)が必要」であることを耳鼻咽喉科医に実感してほしい思いをもって，今回執筆させていただいた．

必要な測定が可能な認定補聴器専門店を拠点としている認定補聴器技能者と連携してほしい．そして，補聴器が活用できていない場合には，認定補聴器技能者とその理由を一緒に探ってほしい．また，認定補聴器技能者，耳鼻咽喉科医(補聴器相談医)，言語聴覚士は課題を共有しフィッティングを議論しあえる機会も必要と感じている．日本の補聴器事情が改善することを心から願っている．

謝　辞

今回の執筆にあたり，ご協力をいただきました認定補聴器技能者の山田邦雄様，臼井泰久様，湯浅元博様，石田泰士様，牧野貢汰様，当院耳鼻咽喉科 伊藤潤平先生，ST 加藤大介先生，ST 三宅杏季先生，ST 薬師寺政美先生，ST 加藤由記先生に深謝申し上げます．

引用文献

1) 調査主体：一般社団法人 日本補聴器工業会，後援：公益財団法人 テクノエイド協会，協力：EHIMA(欧州補聴器工業会)：JapanTrak 2018 調査報告．
   Summary 人々が難聴や補聴器についてどのように考えているか，補聴器の使用状況はどうなっているかをまとめた大規模実態調査．他国とも直接比較ができる．
2) 神田幸彦：補聴器の進歩と聴覚医学「補聴器の

歴史と変遷―最新補聴器の紹介―」．Audiol
Jpn, **60**：121-128, 2017.

3) 柘植勇人：補聴器の最新情報．耳喉頭頸, **92**
(1)：8-13, 2020.
Summary　補聴器の各機能が進歩し多様な進
化を遂げていることを解説．一方，進化した機
能の本質を把握しづらい側面があることを提示．

4) James O Pickles(谷口郁雄／監訳)：ピクルス聴
覚生理学．二瓶社, 1995.

5) 柘植勇人：聴覚異常感と内耳疾患／聴覚異常感
をどう診る・どう治す．MB ENT, **188**：15-23,
2016.

6) 小林万純，柘植勇人，三宅杏季ほか：補聴器両
耳装用により語音弁別能が著明改善した症例の
検討．日耳鼻会報, **121**(10)：1273-1278, 2018.

7) Theodore H Venema(中川辰雄／訳)：臨床家の
ためのデジタル補聴器入門．海文堂出版, 2008.

8) Harvey Dillon(中川雅文／監訳)：補聴器ハンド
ブック 原著第2版．医歯薬出版, 2017.
Summary　世界に広まっているフィッティン
グ処方式 NAL の開発にかかわった著者が，補
聴器にかかわる全領域をまとめたもの．

9) 小寺一興：補聴器のフィッティングと適用の考
え方．診断と治療社, 2017.

10) 柘植勇人，加藤大介，三宅杏季ほか：耳鳴補聴
から難聴者の補聴器フィッティングへの活用―
装用途中の「聴覚過敏の壁」対策と補聴の効率
化―．Audiol Jpn, **61**(5)：428, 2018.

MB ENT, 248：11-16, 2020

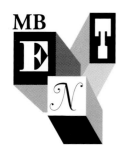

◆特集・補聴器・人工中耳・人工内耳・軟骨伝導補聴器—聞こえを取り戻す方法の比較—

人工中耳
—最近の進歩—

大崎康宏[*1]　土井勝美[*2]

Abstract　人工中耳は中耳に植込んだ振動子を使って耳小骨や内耳に直接振動を伝える装置であり，現在は MED-EL 社が販売する Vibrant Soundbridge®(VSB)を指すことが多い．VSB は本邦では伝音・混合性難聴が適応疾患であり，慢性中耳炎や真珠腫性中耳炎で鼓室形成術を行ったものの十分な聴力改善が得られなかった症例や，中耳構造に大きな問題のない外耳道閉鎖症例などが対象となっている．導入当初の floating mass transducer(FMT)を正円窓窩に植込む術式以外にも，各種カプラーを用いてアブミ骨上部構造や卵円窓を振動刺激する術式が取り入れられ，適応が広がりつつある．術後の音入れ・フィッティングでは新しい概念として vibrogram が導入され，術後の人工中耳の状態把握も含めて活用が進みつつある．

Key words　人工中耳(middle ear implant)，Vibrant Soundbridge®(VSB)，伝音難聴(conductive hearing loss)，混合性難聴(mixed hearing loss)，正円窓刺激法(round window vibroplasty)，卵円窓刺激法(oval window vibroplasty)，VORP(vibrating ossicular prosthesis)，vibrogram

はじめに

　人工中耳は，中耳に植込んだ振動子を使って耳小骨や内耳に直接振動を伝える装置である．難聴患者に対して気導補聴器や骨導補聴器がまず用いられるが，気導補聴器ではハウリングや音の歪み，また骨導補聴器では皮膚圧迫による疼痛などの問題を生じる場合がある．人工中耳は歪みの少ない音の伝達が可能となり，外耳道を閉塞することによる耳漏や不快感などの問題も克服できると考えられている．1984 年に世界初の人工中耳としてリオン式が本邦で用いられ，良好な聴取成績が報告されていたが，諸般の事情により生産終了となった．世界ではその後に全植込み型や半植込み型など複数の人工中耳システムが実用化されたが，Vibrant Soundbridge®(以下，VSB)が最も普及しており，また現在本邦では人工中耳は VSB を指すことが多いため，本稿では VSB についてその特徴や適応，また当科で経験した症例について述べる．

VSB の構造

　VSB は Symphonix 社が開発し，現在は MED-EL 社から販売されている半植込み式のシステムで，体内に植込む部分(図 1-b)と体外に装用する部分(図 1-a)が分離した形態をとる．体内部は人工内耳のものと似た形状であるが，リード線の先には刺激電極の代わりに floating mass transducer(以下，FMT)と呼ばれる振動子がついている(図 1-c)．FMT はコイルおよびマグネットからなる電磁式振動子で，高音域の増幅を得意とし，直径 1.8 mm，長さ 2.3 mm の大きさである．2017 年以降に本邦へ導入された VORP503 は 1.5 T までの MRI 検査に対応している．なお，それ以前に導入されていた VORP502 は MRI 非対応で，FMT に固定用のクリップがついていた．体外部はオーディオプロセッサ(AP)と呼ばれ，マイクで拾った音を処理したあと，音情報および駆動電力を電

[*1] Osaki Yasuhiro，〒 589-8511　大阪府大阪狭山市大野東 377-2　近畿大学医学部耳鼻咽喉科，講師
[*2] Doi Katsumi，同，教授

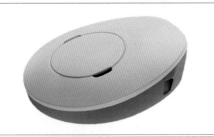
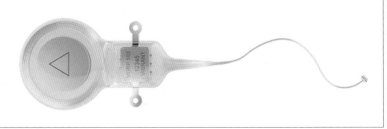
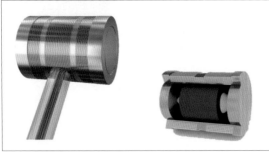

a	b
c	

図 1.
VSB の構造
　a：VSB の体外部．オーディオプロセッサ（AP）と呼ばれる
　b：VSB の体内部（VORP503）．先端は FMT（floating mass transducer）となっている
　c：FMT の外観（左）と内部構造（右）．FMT 内部の小さなマグネットが電磁力で振動する

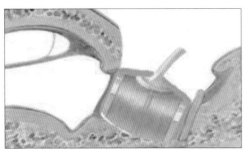

図 2. FMT を正円窓窩に植込む正円窓刺激法（RWV）

磁波の形で体内部へ伝送する．AP はデジタル補聴器用フィッティング装置を用いて調整する．

VSB の適応

　VSB の開発当初は感音難聴が対象疾患であったが，2006 年，Colletti らは FMT を正円窓膜に接するように設置することで，正円窓膜経由で蝸牛を振動刺激する手術方法を発表した（図2）[1]．この方法では耳小骨連鎖が保たれていない慢性中耳炎など伝音・混合性難聴症例に FMT を植込むことができ，VSB の適応範囲を大幅に広げるものとなった．2007 年，VSB は伝音・混合性難聴を適応疾患としてヨーロッパで CE マークを取得した．FMT は正円窓窩以外に残存耳小骨上やアブミ骨，卵円窓上などにも設置することができ，後述するカプラーの併用と相まって様々な手術法が考案されつつある．

　本邦では Colletti らの方法を元に伝音・混合性難聴を対象として 2012～2014 年に臨床治験が行われ，2015 年に薬事承認，2016 年に保険収載となった[2~4]．2015 年に日本耳科学会の人工聴覚器ワーキンググループより発表された「人工中耳VSB（Vibrant Soundbridge®）の手引き（マニュアル）」[5]による，本邦での VSB の適応は以下のとおりである．

　1．植込側耳が伝音難聴または混合性難聴である．

　2．植込側耳における純音による骨導聴力閾値の上限が下記を満たす（図3）．
500 Hz が 45 dB
1000 Hz が 50 dB
2000 Hz，4000 Hz が 65 dB
ただし気導聴力閾値は問わない．

　3．既存の治療を行っても改善が困難な難聴があり，気導補聴器および骨導補聴器が装用できない明らかな理由があるか，もしくは最善の気導補聴器または骨導補聴器を選択・調整するも適合不十分と判断できる場合．

　植込側耳に中耳炎などの感染症があり活動期の場合や，植込側耳に急速に進行する難聴がみられる場合は禁忌とされる．植込側耳に顔面神経走行異常，高位静脈球症または耳管機能障害などがあ

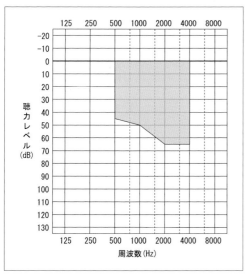

図 3. VSB の適応聴力
骨導聴力が網かけ内に入っている必要が
ある. 気導聴力は問わない

る場合, 中枢性聴覚障害の合併が疑われる場合は慎重な適応判断が必要とされる. また, 実施施設基準および実施医基準がある[5)6)].

VSB の手術

慢性中耳炎や真珠腫性中耳炎で鼓室形成術を行ったものの十分な聴力改善が得られなかった症例や, 中耳構造に大きな問題のない外耳道閉鎖症例などが手術対象となることが多いため, 術前には CT 画像にて中耳の状態や残存構造物から FMT をどの場所にどのように設置するか判断する必要がある. また, 正円窓窩が骨性に閉鎖していないか, 顔面神経の走行異常がないかなど FMT 設置の妨げになる要素がないかも確認する[7)].

手術は通常全身麻酔下に行い, 人工内耳手術と同様に皮膚切開, 皮弁・骨膜弁作成のあと, 体内部やリード線を設置するための溝を作成する. リード線や FMT の設置方法は中耳内の状態によって異なる. 外耳道後壁を保存し乳突削開・後鼓室開放して正円窓窩に FMT を設置する場合, 後鼓室開放部に対して FMT が若干大きいため, 顔面神経や外耳道後壁を損傷しないよう注意する必要がある. また, 正円窓窩へ FMT を設置する場合, 正円窓部の骨削開時の損傷による感音難聴

に十分注意する必要がある[8)]. FMT が正円窓膜に十分接するようにするため, RW カプラーを使用する場合がある(図 4-a). アブミ骨上部構造が残っている場合, FMT を上部構造上に安定して設置するために Clip カプラーを使用する場合があり(図 4-b), またはアブミ骨上部構造が残っていない場合, FMT を直接卵円窓に設置するか, OW カプラーを使用する場合がある(図 4-c). FMT を正円窓窩に設置する場合(図 2 および図 4-a)は正円窓刺激法(round window vibroplasty；RWV), 卵円窓に設置する場合(図 4-c)は卵円窓刺激法(oval window vibroplasty；OWV)と呼ばれる. また, Clip カプラーを用いるなど FMT をキヌタ骨やアブミ骨上に装着する場合は VORP (vibrating ossicular prosthesis)と呼ばれる[8)~10)].

一般的な手術器械では FMT 内のマグネットに引き寄せられてしまい, 扱いに習熟を要する. また, リード線に対して FMT が軽量であるため, まずリード線を大まかに曲げてから FMT 位置を微調整したほうが良いとされる[11)]. なお, 特に外耳道後壁削除術後の場合は術後にリード線が露出しないよう, リード線を軟骨板などで十分被覆する必要がある[8)].

当科では近年, RWV 以外の術式も積極的に選択している. アブミ骨上部構造が残存し可動性に問題なければ Clip カプラーを用いた VORP を選択する. アブミ骨上部構造が欠損している場合は RWV を検討するが, 正円窓窩付近に瘢痕や高位静脈球があり正円窓膜へのアプローチにリスクがあると判断する場合は OWV を選択する. 顔面神経走行異常やアブミ骨固着などのため OWV が困難な症例は RWV を選択している[8)]. なお, 術後に CT を撮影し, FMT の設置方向などを検証している.

VSB の音入れ・フィッティング

FMT は音刺激に伴って機械的に振動するため, 音入れは FMT が十分安定すると考えられる術後 8 週目以降に行われる. VSB が導入された当

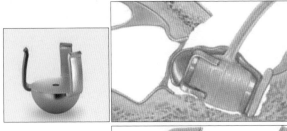

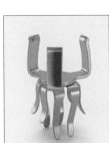
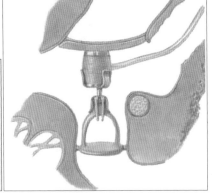

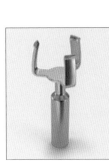
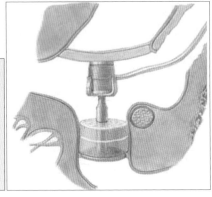

図 4．VSB の手術

a／b／c

a：RW カプラーおよび同カプラーを用いた正円窓
　刺激法（RWV）
b：Clip カプラーおよび同カプラーを用いた VORP
c：OW カプラーおよび同カプラーを用いた卵円窓
　刺激法（OWV）

初は骨導聴力閾値を元に調整されていたが，現在
は vibrogram の結果を用いた調整が可能となっ
た．Vibrogram は人工中耳 VSB に特徴的な検査
項目で，周波数毎に FMT を指定した強さで振動
させて患者がどのように音を感じるか聞きとるこ
とで，聴取閾値や不快域値を測定することができ
る．Vibrogram での聴取閾値は必ずしも骨導聴力
とは一致せず，FMT から内耳へのエネルギー伝
達効率によって若干左右されるものと考えられて
いる．音入れ開始後，半年程度かかって調整が安
定することが多い．また，VSB 術後の聴取能評価

として，気導・骨導聴力検査，語音を含めた検査
を実施している．

　VSB 装用による利得は 30～60 dB と良好で，特
に高音部で大きな利得が得られると報告されてい
る[2)4)9)]．また，言語聴取能については RWV と
OWV で差がないと報告されている[8)9)]．

症　例

63 歳，女性

　両真珠腫性中耳炎のため右耳は 45 歳，56 歳時
に，左耳は 56 歳時に他院で外耳道後壁削除での手
術歴があり，両混合性難聴が続いていた．右耳へ
気導補聴器を試したことがあったが，ハウリング
や故障が多発したため装用中止となり，左耳のみ
気導補聴器を装用していた．術前の純音聴力検査
結果は 4 分法で右気導 60.0 dB，左気導 83.8 dB，
右骨導 32.5 dB，左骨導 31.3 dB（図 5-a），語音聴
力検査の最高語音明瞭度は 90 dB で右 75％，左
90％であった．側頭骨 CT 画像では両耳術後，左
耳に高位静脈球を認めた（図 5-b）．聴き取りの向
上を希望され右耳への人工中耳植込術を行った．
手術では正円窓窩を同定，骨庇を削除して正円窓
膜を明視下においた．RW カプラーを装着した
FMT を正円窓窩に置き，軟骨膜なども用いて固
定した．外耳道後壁削除術後でありリード線を十
分にカバーした．術後 1 年時，純音聴力検査は 4
分法で右気導 71.3 dB，左気導 80.0 dB，右骨導
35.0 dB，左骨導 33.8 dB と骨導閾値には変化を
認めず（図 5-c），VSB 装用にて 30～40 dB を中心
とした良好な装用閾値を得た（図 5-d）．音場語音
検査でも VSB 装用にて，50 dB で 90％，60 dB で
95％，70 dB で 100％と良好であった．

まとめ

　人工中耳 VSB は本邦では伝音・混合性難聴を
対象としている．当初は正円窓刺激法（RWV）が
主体であったが，VORP や OWV など蝸牛を振動
刺激する様々な FMT 設置方法が考案されつつあ
る．フィッティングでは新しい概念として vibro-

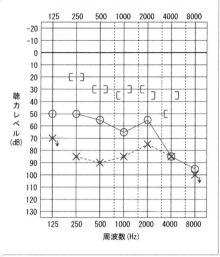

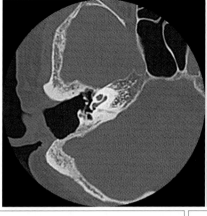

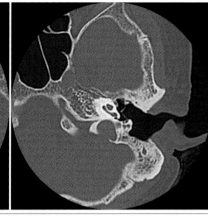

a	b
c	d

図 5.
症例
術前純音聴力検査結果(a),
術前側頭骨 CT 画像(b), 術
後1年での純音聴力検査結果
(c)および術後1年での VSB
装用閾値(d)

gram が導入され, 術後の人工中耳の状態把握も
含めて活用が進みつつある. 一方, 伝音・混合性
難聴を適応とした症例は比較的高齢のことも多
く, 年齢がすすむにつれて感音難聴が進行した場
合に人工中耳では対応できない症例が出てくるこ
とも予想される. 人工中耳以外に人工内耳, 植込
型骨導補聴器 Baha などの人工聴覚器, また補聴
器の進歩や軟骨伝導補聴器の導入など選択肢が増
えつつあり[12], 補聴手段の選択に一定のコンセン
サスが必要になってくる可能性が考えられる.

参考文献

1) Colletti V, Soli SD, Carner M, et al：Treatment of mixed hearing loss via implantation of a vibratory transducer on the round window. Int J Audiol, **45**：600-608, 2006.
Summary 混合性難聴患者に対して, FMT を正円窓に植込む手術を初めて行って良好な聴取成績を得た. 耳小骨再建手術で聴力改善が得られない症例にとって, 本法は有効な治療選択肢の1つである.

2) 土井勝美：人工聴覚機器の進歩 人工中耳. 日耳鼻会報, **118**：801-806, 2015.

3) 熊川孝三, 神崎 晶, 宇佐美真一ほか：本邦における人工中耳(Vibrant Soundbridge)臨床試験 アンケートによる自覚的評価結果について. 日耳鼻会報, **118**：1309-1318, 2015.

4) 土井勝美, 神崎 晶, 熊川孝三ほか：VIBRANT SOUNDBRIDGE 国内臨床試験の有効性と安全性の評価. 日耳鼻会報, **118**：1449-1458, 2015.

5) 岩崎 聡, 宇佐美真一, 熊川孝三ほか：人工中耳 VSB(Vibrant Soundbridge®)の手引き(マ

ニュアル）．Otol Jpn, **26**：29-36, 2016.

6) 東野哲也：人工中耳 VSB の使用マニュアル 2015 概略と私の利用法．MB ENT, **236**：57-64, 2019.

7) 土井勝美：Vibrant Soundbridge 人工中耳手術．JOHNS, **33**：722-726, 2017.

8) 齋藤和也, 土井勝美：慢性炎症耳に対する人工中耳手術 卵円窓アプローチのの手技とその適応．Otol Jpn, **29**：119-124, 2019.
   Summary VSB の FMT 設置場所について, 当科では必ずしも RWV にこだわらず症例に応じて OWV や VORP も選択している．RWV と OWV で術後聴取能に差がなかった．

9) 土井勝美：人工聴覚機器の最新情報 人工中耳．Audiol Jpn, **58**：173-181, 2015.

10) 土井勝美：人工中耳適応の難聴．MB ENT, **208**：53-59, 2017.

11) 東野哲也：人工中耳（Vibrant Soundbridge®）の適応と実際．日耳鼻会報, **121**：824-825, 2018.

12) 土井勝美：感覚器と感覚器疾患のトピックス 人工感覚器 聴覚．日本医師会雑誌, **147**（特別 1）：S311-S312, 2018.
   Summary 国内で承認されている人工内耳, 人工中耳 VSB, 植込型骨導補聴器 Baha, また最近の補聴器の進歩について, それぞれの特徴や課題を挙げた．

MB ENT, 248：17-22, 2020

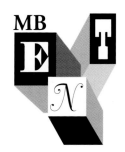

◆特集・補聴器・人工中耳・人工内耳・軟骨伝導補聴器―聞こえを取り戻す方法の比較―

人工内耳
―最近の進歩―

平海晴一*

Abstract 補聴器でも十分な会話が困難な高度〜重度感音難聴に対する人工内耳はすでに標準治療となっており，言語習得後失聴患者の多くで音声言語を用いた意思疎通が可能となる．人工内耳はマイクで記録した音を解析し，その情報に従って蝸牛内電極を刺激するという基本構造は変わっていないが，様々な進歩で手術適応が広がっている．体外装置は耳介に何も掛けない一体型が広がってきており審美性・快適性が向上している．体内装置は手術侵襲が小さくなり局所麻酔での手術も報告が増加している．体内装置の5年生存率は98〜99%以上であり，そのままでMRI撮影可能な機種も登場している．蝸牛内電極や手術手技の改良で，術後も何らかの残聴を温存できる割合が向上している．ビームフォーマーなどの技術で雑音下での聴き取りも改善している．

Key words 人工内耳(cochlear implant)，一体型体外装置(off-the-ear-processor；OTE)，核磁気共鳴撮像(magnetic resonance imaging；MRI)，聴力温存(hearing preservation)，ビームフォーマー(beamformer)

はじめに

人工内耳は補聴器でも十分な会話が困難な高度〜重度感音難聴患者の内耳に機器を植込んで音感を得るものであり，すでに標準的な医療となっている．人工内耳での聞こえ方には個人差があるが，言語習得後失聴患者では静寂環境では平均で文節の80%以上を聴き取ることができる[1]．これは，筆談や読唇に頼らざるを得なかった患者の多くで音声言語を用いた意思疎通が可能となることを意味している．人工内耳の進歩に従って適応は広がっており，現在は「何とか聴き取れる」患者に対して「より良い聴き取り」を提供することが可能となっている．日本耳鼻咽喉科学会の2017年の基準では平均聴力レベルが70〜90 dBであっても補聴器装用下の最高語音明瞭度が50%以下であれば適応となる[2]．人工内耳にはいくつかの問題点も存在するが，徐々にそれらの点も克服されつつある．本稿では人工内耳の原理と構造，最近

の進歩について解説する．

人工内耳の原理と構造

感音難聴の多くは内有毛細胞の障害により生じる．内有毛細胞は空中から波動として伝わった音を電気信号に変換する働きを持っている(機械電気変換)が，人工内耳はこの働きを代替するものである．人工内耳は体外装置と体内装置，蝸牛内電極の3つに分けて考えると理解しやすい．体外装置ではマイクで記録した音を解析して蝸牛内電極を刺激するタイミングと電流量を決定し，その情報を体内装置に伝達する．体内装置は伝わった情報に従って蝸牛内電極を刺激し，これによってラセン神経節細胞が興奮する．正常のヒト蝸牛には約3,500個の内有毛細胞があるのに対し，人工内耳の蝸牛内電極は12〜22ヶ所でしかラセン神経節細胞を刺激できない．そのため，蝸牛内電極を刺激するタイミングと電流量を決定するアルゴリズムが重要となる．このアルゴリズムをコード

* Hiraumi Harukazu，〒028-3694 岩手県紫波郡矢巾町医大通1-1-1 岩手医科大学耳鼻咽喉科・頭頸部外科，准教授

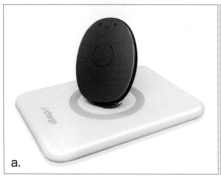
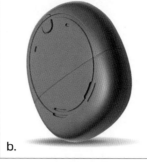

図 1.
一体型の体外装置
a：メドエル社の RONDO2 と無線
　充電器
b：コクレア社の KANSO
（各社 HP より引用）

化法と呼ぶ.

1．体外装置

　体外装置は大きく分けてマイク，音を解析する本体，解析した音情報を体内装置に伝える送信コイルからなる．人工内耳の開発当初は箱型の本体に耳介にかけるマイクと送信コイルをつなげる形状であったが，その後マイクと本体を一体化した耳かけ型（behind-the-ear-processor；BTE）が主流となった.

＜体外装置の最近の進歩＞

　人工内耳でも人工中耳や植込み型骨導補聴器と同様に本体と送信コイルを一体化させ耳介には何もつけないタイプ（off-the-ear-processor；OTE）が広まってきた．メドエル社の RONDO2，コクレア社の KANSO では体外装置は有毛部のみに装着する（図1）．マイクの数や位置が若干影響する可能性もあるが[3]，耳かけ型と比べて聞き取りの成績に大きな差はなく，審美性や快適性に関する満足度は高い[4)5]．体外装置は電池の持ち時間が重要であるが，耳かけ型では充電池も使用できるようになっている．RONDO2 は一体型であるが内蔵の充電池で駆動し，さらに充電はワイヤレスで行うことができる

　現在の人工内耳では，ほとんどの機種が補聴器と同様に複数のマイクを実装している．これに関しては音声処理法の項で記載する.

2．体内装置

　人工内耳の本邦で承認されている体内装置は基本的には類似した形状になっている．コンピュータなどが入る電子回路部と受信コイル部に分かれ，受信コイル部分の中央に磁石が組み込まれている．電子回路部と受信コイル部が離れているこ

とで耳介と離れた位置に体外装置の送信コイルを置くことが容易になっている.

＜体内装置の最近の進歩＞

　体内装置は薄型化が進んでいる．コクレア社の Nucleus Profile シリーズで最も厚い部分が 3.9 mm，メドエル社の SYNCHRONY およびアドバンスト・バイオニクス社の HiRes Ultra で 4.5 mm となっている．また，骨に接する面が平坦な形状になっており，本体を格納するための骨削開を行わない手術手技が一般的となっている．これによって手術時間も短縮し，局所麻酔での手術報告も増えてきている．めまいや疼痛を訴える患者が一定数いるものの[6]，肺機能の低下した高齢者など全身麻酔リスクが高く，十分術中に協力を得ることができる患者では1つの選択肢となりうる[6)7]．体内装置の累積生存率も改善してきている．最も古い多チャンネル型人工内耳であるコクレア社の CI22M でも生存率は5年で 97.5%，30年で 91.2% と決して低いものではなかったが，現行機種である Nucleus Profile では5年生存率が 99.82% と，さらに向上している[8]．SYNCHRONY では5年生存率が 98.76%[9]，HiRes Ultra は2年生存率が 99.79%，1世代前の HiRes 90K Advantage では5年生存率が 99.38% となっている[10]．生存率は対象患者の年齢分布に影響されるため単純な比較はできないが，いずれの機種でも 98〜99% 以上の5年生存率が期待できる.

＜体内装置の MRI 対応＞

　体内装置には磁石が組み込まれており，MRI 撮影で疼痛を生じたり，磁石が体内装置から逸脱する危険性があった．問題が生じる頻度は 30% 程度とする報告もあり，ヘッドバンドで固定しても看

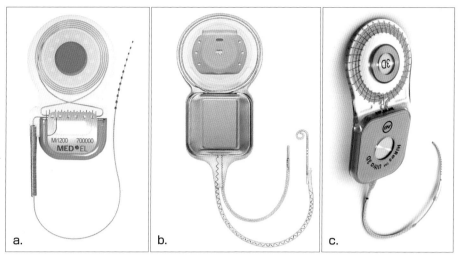

図2. MRI 対応の体内装置

メドエル社の SYNCHRONY（a）は国内でも使用可能である．コクレア社の Nucleus Profile Plus（b），アドバンスト・バイオニクス社の HiRes Ultra 3D（c）は本邦未承認である．最も厚い部分のサイズは SYNCHRONY が 4.5 mm，Nucleus Profile Plus が 3.9 mm，HiRes Ultra 3D が 4.5 mm と，現行機種と同じである（各社 HP より引用）

過できない頻度である[11]．SYNCHRONY では本体内部で磁石が回転できるようになっており，MRI 撮影中も磁石にかかる力が少なくなっている．そのため，3T までの MRI であればヘッドバンドなしで撮影可能であり，疼痛や磁石逸脱のリスクも低い[11]．ただし，以前の機種よりも少ないものの，磁石のアーチファクトは生じる[12]．海外では他社からもヘッドバンドなしで MRI 撮影可能な機種が販売されている．コクレア社の Nucleus Profile Plus は SYNCHRONY と同様に磁石が回転する．磁石は本体のポケットに挿入するため交換が必要となった場合でも比較的容易に手術できる．アドバンスト・バイオニクス社の HiRes Ultra 3D では内部の磁石が 3 次元的に回転する構造になっている[13]．これらの機種であっても MRI により磁石が減磁する危険性も否定できないが，Nucleus Profile Plus では少なくとも 10 回の MRI 撮影では体内装置の磁力は影響されないと報告している[14]．今後はヘッドバンドなしで MRI 撮影が可能な機種が一般的になると予想される（図2）．

3．蝸牛内電極

蝸牛内電極は大きく分けて直線状のストレートタイプと，あらかじめ蝸牛の回転に合うようにカーブさせているタイプ（蝸牛軸近接型）に分かれ

る．ストレート電極は蝸牛外側壁に沿って挿入されるため，蝸牛軸の構造を障害しにくい．また，電極の柔軟性を高くしやすく，内耳への侵襲が小さい．蝸牛軸近接型はラセン神経節細胞と電極の距離が短いため，より少ない電流で神経を刺激できる．また，電極の位置が蝸牛軸に近いと電流の広がりが少なくなるため語音成績が良くなるとの報告もあり[15]，体内装置の種類など他の条件が同一であればストレート電極に比べて成績が良くなる可能性がある．

＜蝸牛内電極の最近の進歩＞

高度感音難聴患者でも低音域にはある程度の聴力が残っている場合も多い．残聴のある耳で補聴器と人工内耳を併用する残存聴力活用型人工内耳（electro-acoustic stimulation；EAS）は，本邦ではメドエル社のシステムが承認されている．残聴を温存した場合でも EAS を使用し続ける割合は高くはない[16]が，人工内耳手術で完全に音感を失うことに抵抗を感じる患者は多く，人工内耳を装用していない状態でもある程度の音感が得られる点は安全面でも有用である．そのため，近年は内耳への侵襲を押さえた電極挿入手技が標準的になってきており，FLEX 28 または FLEX soft を正円窓アプローチで挿入することで 90％ 以上の

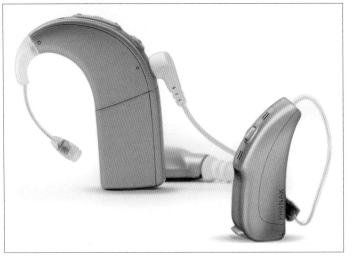

図 3. アドバンスト・バイオニクス社の CROS
人工内耳システム（右：Naida Link CROS,
左：Naida CI）
人工内耳植込み側と反対側に Naida Link
CROS を装用する．Naida CI は両側からの音
を分析し，必要な情報を 1 つの体内装置に
送信する
（アドバンスト・バイオニクス社の HP より引用）

患者で何らかの音感を残すことができたとする報告もある[17]．

　他メーカーでも残聴を温存しやすい蝸牛内電極が使われてきている．アドバンスト・バイオニクス社の midscala 電極は蝸牛軸近接型であるが，電極が鼓室階の中央に位置して外側壁および蝸牛軸のいずれにも障害を与えにくいようにデザインされている．ストレート電極も以前より細い電極（slimJ）が発表されている[18]．コクレア社では細いストレート電極（slim straight 電極）が聴力温存に使われていたが，蝸牛軸近接型電極でも聴力温存がしやすくなっている（slim modiolar 電極）．この電極は midscala 電極と同様に外側壁および蝸牛軸のいずれにも接触しない構造であり，さらにスタイレットではなく柔軟な筒の中に電極を格納することで電極を従来のものより細く柔軟にしている．内耳の構造を理解して手術する必要があるが[19]，今までの蝸牛軸近接型電極に比べて残聴の温存率が高い[20]．

4．音声処理法

　人工内耳の音声処理法の中核をなすコード化法の基本となるのは，n-of-m 法（ACE 法）および CIS 法である．n-of-m 法では，入力された音をいくつかの周波数帯に分け，その中からエネルギーの強い周波数帯域を選択して対応する電極を刺激する．CIS 法では基本的に使用する電極をすべて順次刺激する．アドバンスト・バイオニクス社の HiRes Fidelity 120 法では，電流方向を制御して複数の電極に電流を流すことで仮想的に 120 個の電極を作り出している．メドエル社の FSP（fine structure processing）法では基本周波数を算出し，それに合わせた頻度で電極を刺激する．これらのコード化法はピッチ認識に貢献する．

＜音声処理法の最近の進歩＞

　人工内耳の音声処理法は「どのようなアルゴリズムで蝸牛内電極を刺激するか」を中心に進歩してきたが，近年は「いかに必要な情報を抽出するか」に重点が移っている．現在では自動的に音環境を認識し，雑音レベルを下げるとともに音圧を調整し，必要な音の聴取をより容易にしている．また，現行機種の多くはビームフォーマーを採用している．ビームフォーマーとは複数マイクを利用して指向性を高める技術であり，人工内耳においても雑音下で正面から呈示される音声の聴取を改善する[21]．雑音の方向を算出して必要な音信号を強調する適応ビームフォーマー（adaptive beamformer）など高度な技術が採用され，騒音下での聞き取りをさらに向上させている[22]．ビームフォーマーは両側人工内耳と組み合わせることもできるが，片側のみの人工内耳患者でも CROS システムを利用することでこの技術を使うことができる（図 3）．これは CROS 補聴器と同様のシステムであり，両側人工内耳にはおよばないながら頭部遮蔽効果を解消するとともに両側ビームフォーマーの恩恵を受けることができる[23]．手術も不要であり今後 1 つのオプションとなりうる．

まとめ

現在の人工内耳システムは成熟しており，静寂環境での聴き取り改善は確立している．近年の進歩により審美性，手術侵襲，MRI 対応，残聴温存，騒音下での語音聴取も改善してきている．今後は，術中の内耳機能リアルタイム測定による残聴温存率の向上，薬剤徐放や再生医療との統合，さらに進んだ仮想電極など，現在研究中の技術の実用化が期待される．

文　献

1) Hiraumi H, Tsuji J, Kanemaru S, et al：Cochlear implants in post-lingually deafened patients. Acta Otolaryngol Suppl, **557**：17-21, 2007.

2) 羽藤直人：成人人工内耳の新適応基準（2017 年版）．日耳鼻会報，**121**(8)：1114-1116, 2018.

3) Wimmer W, Caversaccio M, Kompis M：Speech Intelligibility in Noise With a Single-Unit Cochlear Implant Audio Processor. Otol Neurotol, **36**(7)：1197-1202, 2015.

4) Dazert S, Thomas JP, Buchner A, et al：Off the ear with no loss in speech understanding：comparing the RONDO and the OPUS 2 cochlear implant audio processors. Eur Arch Otorhinolaryngol, **274**(3)：1391-1395, 2017.

5) Mauger SJ, Jones M, Nel E, et al：Clinical outcomes with the Kanso off-the-ear cochlear implant sound processor. Int J Audiol, **56**(4)：267-276, 2017.

6) Pateron B, Bakhos D, LeLouarn A, et al：Local anaesthesia and conscious sedation for cochlear implantation：experience with 20 patients. J Laryngol Otol, **130**(2)：151-156, 2016.

7) Hamerschmidt R, Moreira AT, Wiemes GR, et al：Cochlear implant surgery with local anesthesia and sedation：comparison with general anesthesia. Otol Neurotol, **34**(1)：75-78, 2013.

8) Cochlear. COCHLEAR™ NUCLEUS® IMPLANT RELIABILITY. 2019.［cited 2020 2020/2/21］；Available from：https://www.cochlear.com/30 ccff50-988f-4b21-8919-db48fc15c643/D1593476%2B1.11%2BMAR19%2BNucleus%2BReliability%2BReport.pdf?MOD=AJPERES&CACHEID=ROOTWORKSPACE-30ccff50-988f-4b21-8919-db48fc15c643-mHvplDo.

9) MEDEL. Cochlear Implant Reliability. 2020.［cited 2020 2020/2/21］；Available from：https://www.medel.com/hearing-solutions/cochlear-implants/reliability.

10) Advanced Bionics. 2019 Global Implant Reliability Report. 2019.［cited 2020 2020/2/21］；Available from：https://advancedbionics.com/content/dam/advancedbionics/Documents/Global/en_ce/Professional/Technical-Reports/Reliability/027-N025-02-RevC%20Reliability%20Report%202019%20Cochlear%20Implant_RS.pdf.

11) Shew M, Wichova H, Lin J, et al：Magnetic resonance imaging with cochlear implants and auditory brainstem implants：Are we truly practicing MRI safety? Laryngoscope, **129**(2)：482-489, 2019.
Summary SYNCHRONY7 人で 19 回 MRI 撮像し合併症はなかった．磁石入りの他機種 9 人では疼痛 5 人，うち 3 人で磁石が逸脱した．

12) Majdani E, Majdani O, Steffens M, et al：Dimensions of artefacts caused by cochlear and auditory brainstem implants in magnetic resonance imaging. Cochlear Implants Int, **21**(2)：67-74, 2020.

13) Cass ND, Honce JM, O'Dell AL, et al：First MRI With New Cochlear Implant With Rotatable Internal Magnet System and Proposal for Standardization of Reporting Magnet-Related Artifact Size. Otol Neurotol, **40**(7)：883-891, 2019.

14) Cochlear. Cochlear™ Nucleus® Implants Magnetic Resonance Imaging(MRI) Guidelines. 2019.［cited 2020 2020/2/21］；Available from：https://www.cochlear.com/7eb6b632-4c91-44ea-b783-56c1259438cc/D936795-2_EN_MRI-Guidelines_CANADA_web.pdf?MOD=AJPERES&CONVERT_TO=url&CACHEID=ROOTWORKSPACE-7eb6b632-4c91-44ea-b783-56c1259438cc-mjeY3gp.

15) Holden LK, Finley CC, Firszt JB, et al：Factors affecting open-set word recognition in adults with cochlear implants. Ear Hear, **34**(3)：342-60, 2013.

16) Mamelle E, Granger B, Sterkers O, et al：Long-term residual hearing in cochlear implanted adult patients who were candidates for electro-acoustic stimulation. Eur Arch Otorhi-

nolaryngol, **277**(3)：705-713, 2020.

17）Moteki H, Nishio SY, Miyagawa M, et al：Feasibility of hearing preservation for residual hearing with longer cochlear implant electrodes. Acta Otolaryngol, **138**(12)：1080-1085, 2018.
Summary 低音に残聴がある 18 人で FLEX 28/FLEX soft を用い，9 人で聴力完全温存，完全失聴は 1 人であった．

18）Lenarz T, Avci E, Gazibegovic D, et al：First Experience With a New Thin Lateral Wall Electrode in Human Temporal Bones. Otol Neurotol, **40**(7)：872-877, 2019.

19）McJunkin JL, Durakovic N, Herzog J, et al：Early Outcomes With a Slim, Modiolar Cochlear Implant Electrode Array. Otol Neurotol, **39**(1)：e28-e33, 2018.

20）Iso-Mustajarvi M, Sipari S, Lopponen H, et al：Preservation of residual hearing after cochlear implant surgery with slim modiolar electrode. Eur Arch Otorhinolaryngol, **277**(2)：367-375, 2020.

21）Spriet A, Van Deun L, Eftaxiadis K, et al：Speech understanding in background noise with the two-microphone adaptive beamformer BEAM in the Nucleus Freedom Cochlear Implant System. Ear Hear, **28**(1)：62-72, 2007.

22）Honeder C, Liepins R, Arnoldner C, et al：Fixed and adaptive beamforming improves speech perception in noise in cochlear implant recipients equipped with the MED-EL SONNET audio processor. PLoS One, **13**(1)：e0190718, 2018.

23）Dorman MF, Cook Natale S, Agrawal S：The Value of Unilateral CIs, CI-CROS and Bilateral CIs, with and without Beamformer Microphones, for Speech Understanding in a Simulation of a Restaurant Environment. Audiol Neurootol, **23**(5)：270-276, 2018.
Summary 両側・CROS 人工内耳は正面・対側からの語音聴取を改善する．ビームフォーマーは正面からの聴取を改善するが側面からの聴取は低下する．

MB ENT, 248 : 23-30, 2020

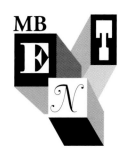

◆特集・補聴器・人工中耳・人工内耳・軟骨伝導補聴器—聞こえを取り戻す方法の比較—

補聴器の聞こえの特徴とは？

古賀 涼*

Abstract 筆者は幼児期に髄膜炎を発症し，その後遺症から難聴をきたして補聴器を常用してきた．現職場に雇用されて以降は言語聴覚士として各種聴覚検査や補聴器の適合を行うなど聴覚医療に従事している．補聴器の進歩は日進月歩であり，近年はスマートフォンとの Bluetooth 接続といったワイヤレスシステムも普及してきた．補聴器の周波数帯域やダイナミックレンジの拡大といった進歩も相まって軽度難聴者や一側難聴者，高音急墜型の難聴者など補聴器の適応が困難だったユーザーに対しての適応も拡大してきている．これまで 2019 年 12 月までに 399 人の患者に対して補聴器を適合し，ユーザーとして補聴器を活用してきた視点から補聴器の聞こえ方について述べる．

Key words 補聴器(hearing aid)，ユーザー(user)，効果(effectiveness)，語音明瞭度(speech intelligibility)，軽度～中等度難聴患者(patients with mild-to-moderate hearing loss)，重度難聴患者(profoundly hearing-impaired patients)

はじめに

補聴器の聞こえの特徴とはどのようなものだろうか？　自身が難聴であり補聴器のユーザーである筆者のこれまでの経験や，実際に聴覚医療に従事し難聴の患者に補聴器を適合してきた聴覚医療の従事者としての視点から，補聴器の聞こえの特徴について述べる．

難聴者としての筆者の history

筆者は幼児期に髄膜炎を発症し，その後遺症から両側難聴となった．難聴の程度は軽度～中等度（平均聴力レベル右 58.8 dBHL，左 60.0 dBHL）であり，幼児期から現在まで変化はほとんどない（図 1）．当時は周囲の呼び掛けに対する反応がなかったり，発話が不明瞭であったりはしたようだが，1 対 1 でのコミュニケーションは可能であったことから両親は難聴の確証を持つに至らなかった．その後，幼稚園にて他の園児と比べて行動が

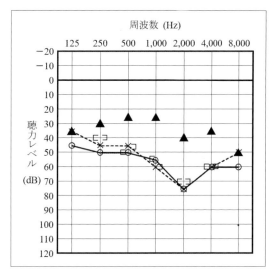

図 1. 筆者のオージオグラム(右：58.8 dB，
左：60.0 dB)
▲→両耳装用閾値

遅いことを先生に指摘されたことをきっかけに両親が難聴の疑いを持つようになり，近隣の耳鼻咽喉科の診療所 2 ヶ所と総合病院を受診して難聴の

* Koga Ryo, 〒 852-8023 長崎市若草町 4-25　(医)萌悠会 耳鼻咽喉科　神田 E・N・T 医院, 長崎ベルヒアリングセンター

診断を受けた．しかし，どこを受診しても同様に聴力検査をして難聴の診断を受けるのみに留まりその後の対応はなく，今後どのようにして難聴の子どもを育ればよいのかといった当時の両親が求めていた指導をしてくれることがなかった．診察の中で医師より，補聴器装用の打診もあったようだが，当時の私と両親はともに補聴器に対する理解もなく，できることなら補聴器は使いたくないという自身の抵抗感と，できることなら我が子に補聴器を付けさせたくないという双方の思いから，その時点では装用には至らなかった．母は小学校就学に際し先生方に席を前の方にしてもらったり大きな声で接してもらったりといった環境調整をお願いしていたようである．小学校は通常学級へ進学したが構音に若干の問題が残っており，2年間きこえとことばの教室に通った．中学進学以降，新しい友人との会話や授業内容の聴取に不安があり，また補聴器も進歩していたので挿耳型デジタル補聴器を活用してきた．進学した関東の大学では経済学を専攻した．就職活動の過程で言語聴覚士についての新聞記事を目にし，筆者の疾患と向き合う機会があった．聴覚活用教育を受けてきた経験やこれまでに感じてきた思いなどがフラッシュバックし，今度は筆者が言語聴覚士として聴覚のリハビリテーションにかかわり，難聴の方の生活の一助となりたいという強い使命感が芽生えた．大学卒業後に言語聴覚士養成校へ進み，現職場に希望で実習し雇用され現在に至っている．

補聴器装用時の聞こえ方

1．初めて補聴器を装用したときの聞こえ方

筆者が最初に購入した補聴器はO社のアトラスCICであった．初めて装用したときは，まず空調の音が思いのほか大きく感じられたことに驚いた．今まで感じなかった生活雑音の聴取に違和感もあったが，我慢できないほどのレベルには至らなかった．自分の声が大きくこもって聞こえたり，インターホン越しに音を聞いたりしているような感覚があるなど，これまでとは違う新たな聞

こえ方に違和感はあったものの，その場に同席していた両親の声が鮮明に聞こえてきた喜びは何ものにも代えがたく，今後は聴き取りに努力を要する必要がなくなるかもしれないという期待感のほうが勝り，新しい聞こえ方の受容は容易であった．その後，補聴器を装用した状態で初めて外出した時，文字どおり世界が広がったのを感じた．車の走る音や歩く靴の音，両親の話し声など，今までは小さく聞こえていた音がはっきりと聞こえるようになり驚きの連続だった．もっとも衝撃を受けたのは，その後近くのファミリーレストランへ行った際，店内のBGMがこんなにもはっきりとした音量で流れていたと知ったことであった．加えて他のお客さんの会話や店員を呼ぶチャイムの音など様々な音が聞こえたことに感動し，案内された席にたどり着く頃には込み上げてきたものをこらえきれず，家族に見られないようトイレに駆け込み涙したことを今でもはっきりと覚えている．以降，現在に至るまで補聴器を常用し続けている．

2．補聴器装用歴

今まで筆者の人生で装用してきた補聴器の数々を表1に挙げる．初めて使用した補聴器はO社のアトラスCICで，その後，同社のテゴCICを使用．この頃からデジタル技術が向上し，環境に応じて利得や雑音抑制が自動で変更されるなど常時補聴器の設定がコントロールされるようになり，最初の補聴器よりも特に騒音下での快適性と言葉の聴き取りが向上した．続いて使用したアクトプロCICでは周波数帯域が8kHzまで拡大したことによりそれまで機械的だった聞こえ方がいくらか軽減され，音質が向上した印象であった．この頃の筆者は高校生であり音楽をよく聞くようになっていた時期だったが，聴取周波数帯域の拡大により音楽の聞こえ方が向上したことはかなり嬉しかったことを覚えている．長らくO社の補聴器を使用したが，言語聴覚士として補聴器にかかわるようになってから様々なメーカーの補聴器を試す機会を得たことをきっかけに，現在はP社の補聴

表 1. 筆者の使用してきた補聴器と主な機能

1. **アトラス CIC(O 社)**
   4 バンド周波数形成，2 チャンネルコンプレッション処理，自動ハウリング抑制
2. **テゴ CIC(O 社)**
   デシジョンメーカー(CIC のため指向性機能はなし)
   ① ノイズマネジメント，② 自動ハウリング抑制，③ プログラム設定
3. **アクトプロ CIC(O 社)**
   ノイズマネジメント・8 kHz までの周波数帯域
   メモリー(データロギング)，プログラム設定
4. **ネラプロ CIC(O 社)**
   音空間認知機能(両耳間高速無線通信)，ユーマティックアドバンス
   (自動調整システム)，突発音制御，メモリー(学習機能)
5. **バート B90 チタン IIC(P 社)**
   バイオメトリック・キャリブレーション(個人の耳の解剖学的構造に
   合わせた補聴器の校正設定)

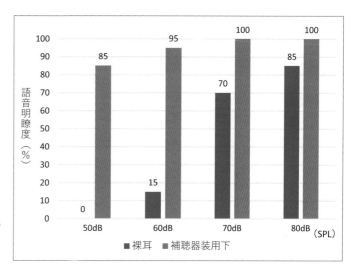

図 2.
筆者の裸耳と補聴器装用下における
語音聴取成績(67-S 語表，単音節)

器(バート B90 チタン IIC)を常時使用している．
慣れ親しんでいた O 社の補聴器との聞こえ方の
違いで，当初は P 社独自の環境適応システム
(オートセンス OS)の聞こえ方に違和感を覚えた
が，自ら微調整を重ねながら徐々に適応し，1 ヶ
月ほどで違和感なく装用できるようになった．補
聴器としての性能は向上していたとしても，より
個別化され緻密に調整を重ねられた補聴器の聞こ
え方が好まれることは臨床においてもよくみられ
ることだが，それを実際に体験して改めて微調整
やその後のフォローアップの大切さを痛感した．
この筆者自身のユーザーとしての経験は新しい補
聴器の試聴や違うメーカーの補聴器への買い替え
を検討している患者への補聴器適合に役立ってい
る．

3．補聴器の装用効果

　筆者の両耳補聴器装用時の装用閾値は 125
Hz〜1 kHz では 25〜35 dBHL で，2 kHz 以上は
35〜50 dBHL である(図 1)．語音明瞭度検査(67-
S 語表，単音節)の結果(P 社バート B90 チタン IIC
使用)では裸耳と比較して補聴器装用下では提示
音圧 50 dBSPL で 0%→85%，60 dBSPL が 15%
→95%，70 dBSPL が 70%→100%，80 dBSPL が
85%→100% であり，装用効果がみられた(図 2)．
小さめの提示音圧(50，60 dBSPL)において改善
度が高く，筆者のような軽度〜中等度難聴者では
この小さめの音圧レベルで如何に聴取が困難であ
るか，如何に補聴器が必要であるか，装用効果が
高いかを物語っている．かなり小さめの提示音圧
(50 dBSPL)とは日常生活においては，3 m 離れた
距離の音声や 1 m 離れた距離でのささやき声，会

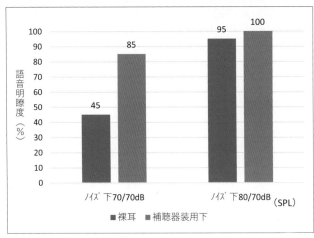

図 3. 筆者の騒音下の語音聴取成績(67-S 語表, 単音節)

図 4. 当施設における補聴器外来の流れ

議の時の離れた音声などであろうし, 小さめの提示音圧 60 dBSPL とは 1 m 離れた距離での小さめの声であろう[1]. そのような生活の中の音声が自覚的にも改善されているのを実感する. 次に騒音下の語音明瞭度検査(67-S 語表, 単音節)の結果を示す(図3). 裸耳と比較して補聴器装用下では SN 比 = 70/70 dBSPL(0 dB)において 45%→85%, SN 比 = 80/70 dBSPL(10 dB)で 95%→100% であり, 静寂下と同様に厳しめの条件下での聴取の向上がみられた. S/N 比 = 0 dB とは概ね社会人では宴会や結婚披露宴が佳境に達したレベルであると思われ, 軽度〜中等度難聴患者でもそのような環境での聴取が困難であることを物語っており補聴器装用効果が著明にみられている. 自覚的にも裸耳と補聴器装用下では会話の聴取の差は歴然としており, 幸いにも補聴器装用時にはコミュニケーションには困らない程度の聴取が得られている. 筆者のような軽度〜中等度難聴の場合, 診察室では患者は会話可能なため, 「補聴器なんていらないよ. こんな風に会話できているから.」と医師から言われたこともあるが, 実際には小さな音声レベルや複数人, 職場の会議, 大勢での会話聴取や宴会など騒音下での会話では困ることが多い. 静寂下と比べて難しさや困り感を感じるときはあるが, 補聴器装用時にはそういった騒音環境下でも家族や友人とのコミュニケーションを楽しむこと

ができている. 騒音下の会話や大勢の中での会話の難しさは難聴がある方々のよくある悩みだと思うが, 近年の補聴器の性能や聞こえ方の進歩は目まぐるしく[2], 補聴器の入力ダイナミックレンジの拡大や補聴器がカバーすることのできる周波数帯域の拡張, 雑音抑制機能の進歩, 利得上昇に伴うハウリングを強力にキャンセルする技術の向上などによって音処理可能な情報量が拡大し, 聞きやすさも高まってきていると感じる.

言語聴覚士として行っている補聴器適合

1. 当施設における補聴器外来[3]

以上は筆者個人の感想であるが, 実際の患者ではどうだろうか? 当施設では週に 5 日補聴器外来と人工内耳小児および成人, 補聴器装用児のための(リ)ハビリテーションを行っている. 当施設では言語聴覚士が医師の指示のもと, 各種聴覚検査, 各種発達検査, 補聴器適合を行い, 障害児療育に長けた教員や経験 45 年の元聾学校聴能担当の助言を受けながらより高いレベルでの調整, リハビリテーションを行うなど, 各職種間で常に連携を取りながら難聴患者のリハビリテーション, 聴覚管理を提供する体制をとっている.

当施設における補聴器外来の流れを図4に示す[4]. まず初回来院時は診察後に聴力検査などの各種評価を行う. その後診察にて, 検査結果より

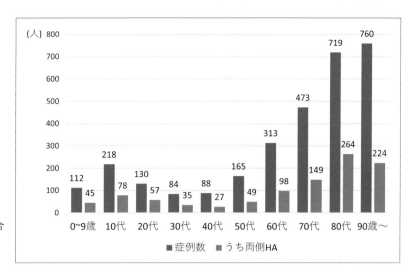

図 5.
当施設における年代別補聴器適合
症例数

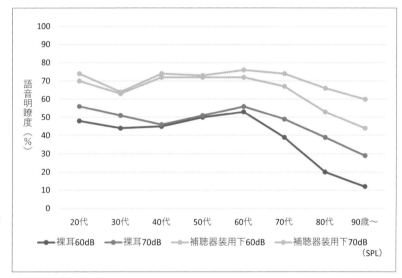

図 6.
当施設における補聴器適合患者の
年代別語音聴取成績(67-S 語表,
単音節)

難聴がみられる場合やご本人の希望があった場合に医師による補聴器相談，説明を行う．貸し出しする補聴器のタイプ・器種の選定については基本的には診察時の所見による医師の指示や医師と言語聴覚士の相談のうえで決定している．試聴貸し出しは患者の納得いくまでの期間を取り，以降は自覚的評価と他覚的評価を行いながら適宜確認・調整を繰り返し，より高い聴取能の調整に近づけるように心掛けている．補聴器適合検査の指針(2010)に基づき，当施設で行っている検査を下記に示す[5]．
1）語音明瞭度曲線または語音明瞭度の測定
2）環境騒音の許容を指標とした適合評価
3）インサートイヤホンを用いた音圧レベル（SPL）での聴覚閾値・快適レベル・不快レベ

ルの測定．同時にピッチマッチ・ラウドネスバランステストもインサートイヤホンで施行
4）音場での補聴器装用閾値の測定(functional gain の測定)
5）雑音を負荷したときの語音明瞭度の測定
6）質問紙による適合評価(HHIA，THI，VAS など)

2．当施設の補聴器外来患者のデータ年齢別検討

　当施設では開業以来2019 年12 月までに3,062人の症例に補聴器を適合してきたが，20 歳未満の症例数は全体の10％にあたる330 人，70 歳以上の症例数は全体の63％にあたる1,952 人となっており，小児と高齢者の二峰性のカーブを示している（図5）．当施設において補聴器を適合した3,062

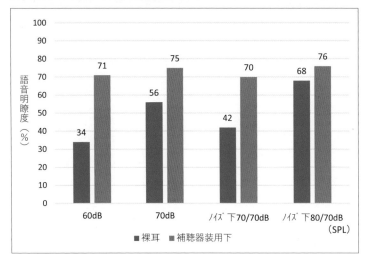

図 7.
20～30 代の中等度難聴患者の静寂下と
騒音下の語音聴取成績

人のうち検査をなし得た症例の年齢別の音場にお
ける語音明瞭度(67-S 語表,単音節)の結果を図 6
に示す.裸耳では 60 dB と 70 dB において 60 歳
台までは概ね同様の結果を示したが高齢化が進む
70 歳代以降では徐々に語音明瞭度が減少する傾
向がみられた.補聴器装用下においても同様に減
少傾向はみられたが装用効果もより高く,減少の
度合いは少ない結果となった.これは最近の補聴
器テクノロジーの進歩により,高齢者にとっても
補聴器の有用性が高まっていることを示唆する結
果であり,今後の超高齢化社会において重要な資
料になっていると考えられる.

筆者と同じ程度の聴力の患者の検討

次に筆者の装用効果と実際に当施設で補聴器を
適合した患者の装用効果を比較する.両耳の平均
聴力レベルがそれぞれ 40～69 dBHL と筆者と近
い 20～30 代の中等度難聴の 41 人の患者との音場
での語音明瞭度(67-S 語表,単音節)の平均値を比
較検討した(図 7).裸耳では 60 dBSPL が 34%,
70 dBSPL が 56% であった.補聴器装用下では 60
dBSPL が 71%,70 dBSPL が 75% であり,同年代の
中等度難聴者と比較して語音明瞭度は比較的保た
れていることがわかった.騒音下の語音明瞭度(67-
S 語表,単音節)では,裸耳が SN 比＝70/70 dBSPL
(0 dB)において 42%,SN 比＝80/70 dBSPL(10 dB)
で 68%.補聴器装用下では SN 比＝70/70 dBSPL
(0 dB)において 70%,SN 比＝80/70 dBSPL(10

dB)で 76% であった.同年代の中等度難聴者と比
較して SN 比＝70/70 dBSPL(0 dB)の結果は裸耳
では概ね一致したが,装用時の結果では筆者のほ
うが 15% 良好な聴取が得られるなど,特に騒音下
において補聴器の装用効果が高いことがわかった
(図 3, 7).結果の解釈としては難しいものがある
がこのデータは 2001～2019 年までの結果であり,
患者が使用してきた補聴器の種類や性能が様々で
あることも考慮しなければならない.また,この
結果が得られたことには筆者が補聴器の性能が進
歩してきた時代に補聴器を装用し始め,一般社会
で仕事をし始める中で,さらに加速度的にデジタ
ル技術が進化してきた背景があり,そうした補聴
器の進歩に伴い患者の満足度も高まってきている
ことを日常の補聴器外来の中でも感じている.筆
者もその内の 1 人として恩恵を受けていることを
幸福に思う.この検討により筆者と同様に軽度～
中等度難聴の方が,特に小さめの音圧での聴取や
雑音下での聴取に対する困り感を持っている方が
多いこと,静寂下と騒音下ともに一定の装用効果
があり補聴器の装用で聴取が改善している方が多
いこともわかり,一般社会で見落とされがちな軽
度～中等度難聴者への補聴器適応の重要性を再認
識できる.

難聴の程度による補聴器調整

1.軽度～中等度難聴

軽度難聴といっても様々なタイプがあり,困り

感は少なく不自由はしないだろう，この程度であれば補聴器は必要ないだろうと決めることはできない．対面の会話には問題がないが，騒音下では支障をきたすという訴えは多い[6]．軽度難聴の場合では，特に補聴器の音に違和感を抱いたり装用の煩わしさを訴えたりする方が多いため患者の困っていることをよく理解してフィッティングをする必要がある．筆者は不快閾値を超えないように利得を上げ，装用閾値だけではなく騒音下の語音明瞭度検査といった様々な検査結果を提示するなどして装用効果を実際に患者に明示して，あまり効果を感じられにくい軽度〜中等度難聴者が装用効果を感じやすいようにしている．また，軽度難聴の場合では比較的困り感の少なさから装用時間が短くなりがちなため，適時検査結果を伝えるなどして患者の補聴器装用のモチベーションを維持し，できるだけ常用していただくよう繰り返し伝えることも重要であると思う．

2．高度〜重度難聴

高度〜重度難聴者への補聴器の調整の場合では大きな利得を必要とするが，必要な利得を与えることが難しく，特に高音域において装用閾値が思うように改善できないことが多い．語音明瞭度も低い場合が多く，特に騒音下の聴取においてその傾向は顕著となる．また，ダイナミックレンジが狭い傾向が高く，最小可聴閾値から不快レベルまでの範囲が 20 dB 以下であることも少なくない．そうしたケースでは早めにイヤモールドを作成し，両耳聴のメリットを説明し，なるべく両耳装用による聴覚活用を勧めている[7]．特に，初めて補聴器を装用する方には補聴器の音に慣れるのに時間が掛かること，利得を少しずつ上げていくことでダイナミックレンジが広がることがあることを説明したうえで，調整を行っていくようにしている．近年はスマートフォンとの Bluetooth 接続やテレビ，音楽プレーヤーとのワイヤレス接続が可能な機器が増えており，高度〜重度難聴者に対してもそういったワイヤレス機器を活用していくことも満足度を高めるためには有効な手段である．特に，高齢者においては配偶者や孫たちとの会話が楽しめなかったり，テレビが唯一の楽しみであったりするケースも多いため，このようなデバイスを試聴する機会を設ける配慮は必要だと感じる．いずれにしても適切な調整と聴覚管理，カウンセリング，医師との連携を図って聞こえと満足度の向上を図っていくことが重要である．もちろん，高度〜重度難聴で補聴器の厳密な適合や，調整の繰り返しでも聴取能が改善しない場合は速やかに院長とも相談して人工内耳を勧めていく場合がある．当施設では，聴力レベルや語音明瞭度だけではなく補聴器を前記のような適合検査をしつつ様々に調整したうえで，これ以上補聴器で改善しないか調べながら判断するようにしている．

最後に

筆者はこれまでに 0〜96 歳までの症例に補聴器を適合した．小児の場合は 45 年以上，ろう教育に携わり難聴児に補聴器を適合された非常勤の元ろう学校聴能担当の先生のご指導も受けながら，家庭での聴覚反応や聴覚および言語発達の経過も鑑みて適合や管理を行っている．また，高齢者の場合では本人の意欲が大事でモチベーションが上がるように励ましたり，ご家族のサポートが得られるように十分に時間をかけて説明したりして，安定した補聴器装用に繋げられるように留意している．小児も高齢者も説明や装用の練習を実施し何度も繰り返し，本人のみならずご家族が安心していただけるように調整を重ねている．筆者の受け持った患者が筆者の適合した補聴器で聞こえるようになることは難聴がある筆者にとって大きな喜びがあり，初めて補聴器を装用したときに感じた喜びを今は患者に与えられていることを幸せに思う．難聴の程度に関係なくすべての難聴児や高齢者，その家族らが適切な聴覚医療の機会に恵まれることを望んでいるが，自身が軽度〜中等度難聴である筆者の個人的な思いとしては，特に就学前のお子さんやその家族が路頭に迷うことなく，早めに補聴器を装用する機会を得て安心して一般社

会の中で過ごせるようになることを切に願っている．これからも小児から高齢者まですべての世代で，1人でも多くの方の聴覚が救われるよう，この魅力ある聴覚医療に従事していきたい．

参考文献

1) 白石君男，神田幸彦：日本語にける会話音声の音圧レベル測定．Audiol Jpn, **53**：199-207, 2010.
　　Summary 日本語話者が発した音声を，無響室内で1m前方と外耳道の入口部近傍の等価音圧レベルと等価騒音レベルを測定し，比較検討した結果，日本語音声の1m前方の等価音圧レベルは約60 dBで，等価騒音レベルは約56 dBとなった．
2) 神田幸彦：補聴器の進歩と聴覚医学「補聴器の歴史と変遷—最新補聴器の紹介—」．Audiol Jpn, **60**：121-128, 2017.
3) 神田幸彦：1. 実際の補聴器適合検査にあたって．MB ENT, **144**：1-10, 2012.
4) 神田幸彦，古賀文菜，古賀　涼ほか：耳鳴に対する音響療法．耳喉頭頸, **90**(2)：135-140, 2018.
5) 小寺一興，細井裕司：日本聴覚医学会福祉医療委員会：補聴器適合検査の指針(2010)．Audiol Jpn, **53**：708-726, 2010.
6) 岡崎　宏，新田清一，鈴木大介：Q12　軽度難聴の場合の注意点は？．MB ENT, **144**：66-69, 2012.
7) 神田幸彦，城戸由美子，松永倫子ほか：補聴器の両耳装用．JOHNS, **24**(9)：1337-1340, 2008.
　　Summary 両耳装用の利点として，片耳の負担が軽減される，雑音下での聴取が軽減される，語音弁別能の改善などが挙げられている．

MB ENT, 248 : 31-39, 2020

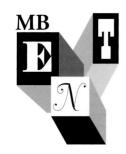

◆特集・補聴器・人工中耳・人工内耳・軟骨伝導補聴器─聞こえを取り戻す方法の比較─

人工内耳の聞こえの特徴とは？

安岡公美子*

Abstract 人工内耳手術を行った後の聞こえは，術後も変化し続ける．患者説明のポイントは，① 術後すぐには聞こえず，初回の音入れ（初期調整）を行って初めて音が聞こえる．② 初回から思ったように聞こえるわけではなく，徐々に音質が改善する．③ 聴取成績も時間とともに改善する．④ 失聴期間が長いほど聴取成績が悪いが，症例によっては改善が期待できる．⑤ 両耳装用で騒音下の聴取は改善するが十分ではない，ということである．筆者は自身が耳鼻咽喉科医であるとともに，2歳時に原因不明の両側重度感音難聴となった言語習得期前難聴の当事者である．幼少期から補聴器と読唇，口話，筆談を主なコミュニケーション手段として活用してきた．2003年に右人工内耳埋込術，2016年に左人工内耳埋込術を行い，現在は両側に人工内耳を装用している．本稿では筆者自身の生育歴やデータ，実際の聞こえ方を図で提示しつつ，人工内耳の聞こえの特徴を解説する．

Key words 人工内耳（cochlear implant），言語習得期前難聴（prelingual hearing loss），スピーチプロセッサ（speech processor），両耳聴（binaural hearing）

はじめに

1985年に東京医科大学で初めて人工内耳手術[1]が行われてから30年以上が経過し，現在では年間で1,000件以上の人工内耳手術が行われている．また，日本耳鼻咽喉科学会の人工内耳適応基準が小児[2]，成人[3]ともに示され，どのような患者に人工内耳手術を勧めるかという医学的な基準は明確である．

しかし，人工内耳手術を必要としている難聴患者に対して，耳鼻咽喉科医の立場から「どのような聞こえが得られるのか」を説明するのは必ずしも容易ではない．これは，感音難聴特有の聞こえについて，理解が難しいことも理由の1つだと思われる．教科書的には高度～重度感音難聴患者の語音聴力検査は通常，音を大きくしても最高語音明瞭度が低い．具体的には，「音は感じるけれども，言葉として聞こえない」ということである．

患者は人工内耳手術に対して，「音が聞こえる」だけではなく，「言葉が聴き取れる」ということを期待しているので，どういった聞こえが得られるかを説明するときには，いくつかのポイントがある．

特に，成人に対する説明のポイントを以下に示す．

① 手術後すぐに音が聞こえるようになるわけではなく，初回の音入れ（初期調整）を行って初めて音が聞こえるようになる．調整では，聞こえる最小限の音（コクレア社Tレベル／メドエル社・バイオニクス社THR（threshold））と，不快でない最大の音（コクレア社Cレベル／メドエル社・バイオニクス社MCL（most comfortable level））を設定する．また，現在では手術中に神経反応テレメトリー（コクレア社Auto NRT®，メドエル社ART）を測定することでT/CレベルやMCLの設定に役立てている．

* Yasuoka Kumiko，〒529-1642 滋賀県蒲生郡日野町上野田200-1　日野記念病院耳鼻咽喉科，部長

② 初期調整後，音は聞こえるが，すぐに思ったような聞こえが得られるわけではなく，調整を繰り返し，時間の経過とともに音の違和感が改善する．

③ 個人差が大きいが，言葉の聴き取りも通常はすぐに良くなるわけではなく，時間とともに改善する．Holden らは，人工内耳手術を受けた言語獲得後失聴(postlingual hearing loss)成人患者 114人の単音節聴取成績を検討し，初期調整後 2 週間で平均 23.2%であったが，2 年後の平均は 61.5%で，平均 6.3ヶ月で聴取成績が改善したと報告している[4]．一般的に，言語獲得後失聴者の場合は3ヶ月〜1年で聴取成績が改善するため[5]，安定した聴取成績が得られるまで数ヶ月かかることをあらかじめ説明しておく必要がある．

④ 失聴期間が長いほど，手術時の年齢が高齢であるほど聴取成績が悪い[4]．また，言語習得期前難聴(prelingual hearing loss)の患者が成人してから人工内耳手術を受けた場合には，一般的に聴取成績が不良であると考えられていたが，Yoshida らは 8 人の言語習得期前難聴患者に対して成人後に人工内耳埋込術を行い，術前の語音聴取成績は補聴器・読唇併用で平均 48.9%，聴覚のみで平均 7.8%であったが，術後には人工内耳・読唇併用で 71.5%，人工内耳のみで 39.8%まで改善したと報告している[6]．Yang らも，先天性を含む言語習得期前難聴の高度〜重度感音難聴患者に対して人工内耳埋込術を行い，術後の文章聴取成績が術前に補聴器と口話を併用していた群で平均 62.3%，ろう学校ではなく普通学級に進学していた群で 61.9%と比較的良好であったと報告している[7]．先天性難聴や言語習得期前難聴を含め，失聴期間が長い場合でも，患者が失聴後も補聴器や口話を活用しているような場合には，症例によっては時間の経過とともに聴取成績の改善も期待できる．

⑤ 片耳装用よりも両耳装用のほうが，騒音下での聴き取りは改善するが，健聴者と比べると十分な聴き取りではない．

上記のポイントをふまえ，筆者自身の人工内耳での聞こえの変遷を，一例として提示する．

人工内耳での聞こえ

1．筆者生育歴

1983 年 2 月に 42 週 1 日，3,180 g，経腟分娩で出生した．過期産ではあったが，その後の乳幼児健診で異常を指摘されたことはなく，年齢相応の言語発達であったそうだ．しかし，2 歳過ぎに話しかけても反応がないことに母親が気づき，近隣の総合病院耳鼻咽喉科を受診したが，言葉も出ていることから検査も行わずに「大丈夫でしょう」と言われ，そのままになり診断がつかなかった．両親は難聴を疑って家庭での療育を行ってきたが，4 歳時に幼稚園の入園前健診でやはり難聴が疑われて大学病院耳鼻咽喉科で精密検査を受けたところ，両耳の高度〜重度感音難聴と診断された．30 年以上前ではあるが，診断確定までに 2 年が経過した例である．筆者自身は幸運なことにその後の発達で大きな問題はなかったものの，高度〜重度感音難聴に関して，現在は言語の獲得や学習の面で「早期発見・早期の補聴と療養開始」が原則であり，身近に子どもをみている親から難聴が心配であるという話があれば，少なくとも精密検査を行える医療機関に紹介すべきだと考える．

診断確定後に両耳にアナログ補聴器装用を開始し，補聴器だけでは十分な言葉の聴き取りが得られなかったため，両親の教育のもとに読唇，口話，筆談を併用して育った．地域の幼稚園に通い，小学校・中学校も普通学級に通学した．高校受験を経て普通科に進学し，2001 年に高校卒業後，滋賀医科大学医学部医学科に入学した．いわゆるインテグレーション例で，補聴器でもさほど言葉は聴き取れなかったが，もともと好きだった読書を通して語彙が多かったこと，読唇・筆談を活用していたこと，自分自身の障害と配慮の方法を周囲に伝えて理解を得ること(セルフ・アドボカシー)を徹底するように両親から教育を受けていたことで，特に勉学や進学には困難を感じていなかった．

2．人工内耳との出会い

　2002 年，大学 2 年生に進級して，後期課程で解剖学などの基礎医学を学ぶようになってから，補聴器と読唇だけでは講義の内容を理解することが難しく，難聴を障害として感じることが増えた．この時の標準純音聴力検査は 4 分法平均気導閾値が右 102.5 dBHL，左 92.5 dBHL であった（図 1）．

　2003 年 6 月，20 歳時に右人工内耳埋込術を行い，コクレア社の N24 インプラント® を挿入した．同年 7 月，術後約 3 週間でスピーチプロセッサは ESprit® を用いて初期調整を行った．最初は音と振動の区別が付きにくく，特に T レベルの設定が困難であった．また，すぐに C レベルに達してしまい，ダイナミックレンジが狭く設定された（図 2-A）．けれども，このマップであっても音を聴くというのはかなり刺激的な体験であった．

　術前の聞こえの状態を図 3-A に示す．人工内耳にして初めて気づいたことだが，術前の音の世界は図に示した丸の中の非常に限定された部分だけで，しかもこの丸の外に音がある，ということを想像できなかった．丸の中の世界ですら，何かあるのはわかるけれども，ぼやけてつかみどころのない状態であった．ところが人工内耳では，図 3-B のようになった．まず，単純に音が大きくなり，丸の中の世界が広がった．また，補聴器を使用していた頃は「聞こえていない音がある」こと自体を認識できていなかったことに，このとき初めて気づいた．たとえば，雨が傘に当たる音，換気扇やエアコンの音，蛇口から水が流れる音など，今まで聞こえていなかった音が入るようになった．音が大きいだけではなく，今まで聞こえていた音もさらにはっきりと聞こえるように感じた．最初は音が大きく響き，様々な音が一気になだれ込んできて驚いたが，それ以上に音が聞こえる喜びのほうが大きく，目の前の世界が開けたように感じた．言葉の聴き取りについては，図 4-A が術前の補聴器での聞こえだとすると，図 4-B が術後の人工内耳（ESprit®）での聞こえになる．術前より音が大きくなったが，会話の内容を人工内耳だけで

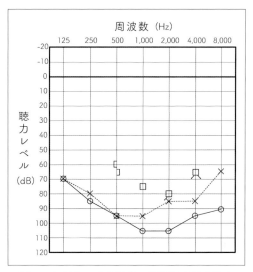

図 1．右耳（first）手術前の標準純音聴力検査（2003 年 3 月）
　　右 102.5 dBHL，左 92.5 dBHL（4 分法平均気導閾値）

補えるほどではなく読唇を併用する必要があった．補聴器と読唇よりは，人工内耳と読唇を併用するほうが内容の理解が容易であった．

3．スピーチプロセッサ機種変更による聞こえの変化

　ESprit® は約 4 年間使用して，マップ上も図 2-B に示すようにダイナミックレンジが広がり，様々な音を楽しむことができていたが，人工内耳だけで言葉を聴き取ることは難しく，これ以上の改善はないだろうと限界を感じていた．しかし，装用 4 年目（2006 年）にスピーチプロセッサを ESprit 3G® に変更したところ，図 4-C のように ESprit® に比べて大きくはっきり聞こえることに気づいた．この頃から，読唇しなくても言葉が聴き取れることが増えた．実際，装用 5 年目（2007 年）の装用閾値検査では約 30 dBHL の音が入っており，67-S 語表による単音節の聴取成績は 55%（45 dB HL），語音了解閾値は 30 dBHL，母音弁別検査（肉声）も人工内耳のみで 95% であった（図 5-A）．

　2008 年 3 月に滋賀医科大学を卒業し，同年 4 月から研修医として勤務し始めてから電話での会話に困難を感じることが多く，装用 6 年目（2008 年）で freedom® に変更した．ESprit 3G® と比較すると，freedom® のほうがより自然な聞こえである

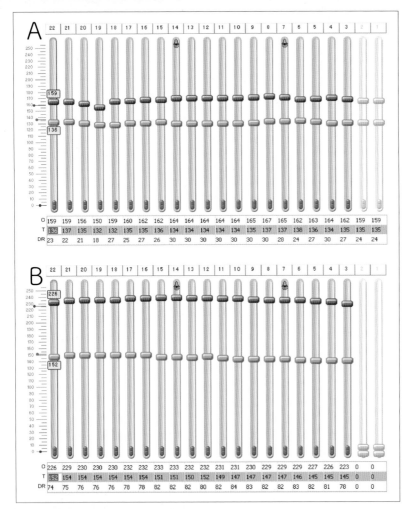

図 2.
マップ
　A：初期調整時(2003 年 7 月)：コード化法 SPEAK，総刺激レート 900 Hz
　B：術 後 約 2 年 半(2006 年 2 月)：コード化法 ACE，総刺激レート 900 Hz

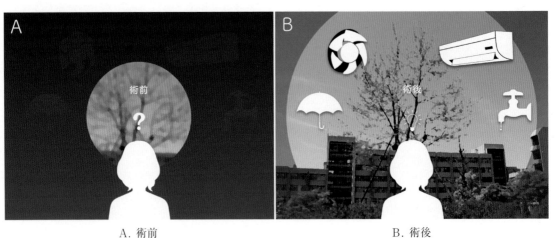

A. 術前　　　　　　　　　　　B. 術後

図 3. 術前・術後の聞こえのイメージ

と感じた．ESprit 3G® では気づかなかったが，freedom® にしてから Esprit 3G® の音が小さくひずんで聞こえていたことに気づいた．しかし，雑音が入る状況や大人数での会話ではやはり聴き取りが困難であった(図 4-D)．また，この時の装用閾値検査は約 20 dBHL で，単音節の聴取成績は変

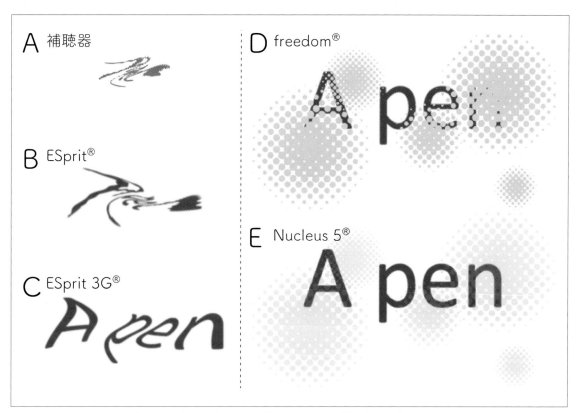

図 4. スピーチプロセッサ機種変更による聞こえの変化イメージ
A：補聴器，B：ESprit®，C：ESprit 3G®，D：freedom®，E：Nucleus 5®

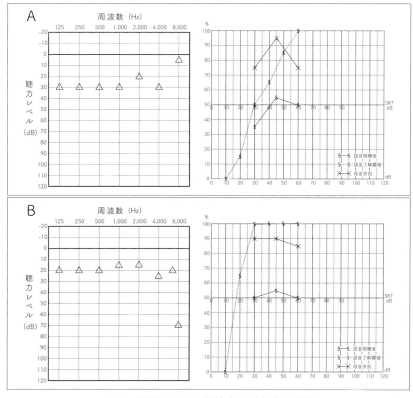

図 5. 術後の装用閾値検査と語音聴取成績
A：装用5年目（2007年，ESprit 3G®）
B：装用6年目（2008年，freedom®）

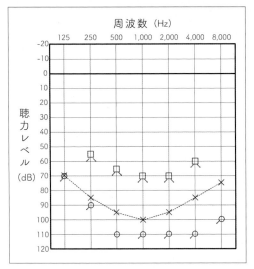

図6. 左耳(second)手術前の標準純音聴力
検査(2016年2月)

わらなかったが，語音了解閾値は17.5 dBHLに改善した(図5-B)．装用9年目(2011年)にNucleus 5®に変更したところ，音の大きさや聞こえ方については freedom® とほぼ同じであったが，雑音の中でも比較的聞きやすいという感覚が出てきた(図4-E)．装用12年目(2014年)に通算5台目のスピーチプロセッサとなるNucleus 6®に変更し，装用感はNucleus 5®と大きな違いはなかったが，声色の違いがわかりやすくなった．

4. 両耳装用による聞こえの変化

右人工内耳だけでも，補聴器の頃に比べてよく聞こえると感じていたが，左側から話しかけられると気づきにくかったり，方向がわからずに呼びかけられたほうをすぐに向けなかったり，何人かで話しているときに聞きづらいという不満があった．手術室でマスクをされていると，こもって聞こえにくいとも感じていた．そこで，人工内耳の両耳装用を検討するようになった．2016年2月，右耳手術から約13年後に，対側の左耳に人工内耳埋込術を行った．術前の標準純音聴力検査で右はスケールアウト，左は97.5 dBHLであった(図6)．左耳はコクレア社のNucleus profile(CI512)インプラントを挿入し，スピーチプロセッサはNucleus 6®を用いた．

術後半年の検査結果を図7に示す．装用閾値検査は右耳・左耳それぞれで約30 dBHL，両耳で20 dBHLと両耳で改善した(図7-A)．最高語音明瞭度は，片耳装用と両耳装用でいずれも65%(60 dBHL)と差は認めなかった(図7-B)．CI-2004を用いた文章の聴取成績は，静寂下では片耳装用と両耳装用では大きな差を認めなかったが，初回手術側(first)の右耳が66.7%(65 dBHL)であるのに対して，2回目手術側(second)の左耳が81.7%(65 dBHL)で聴取成績が良い結果だった．また，SN比10 dB(ノイズ55 dBHL)の騒音下での聴取成績は，片耳装用では左右とも約20%と不良であったが，両耳装用で73.3%と著明に改善した(図7-C)．実際に，片耳装用では雑音に文章が埋もれて聞こえたが，両耳装用では雑音の中から言葉が浮かび上がり，音の立体感を感じられるようになった(図7-D)．マスクをした人の会話を聴くことも，今までよりも容易になったが，人の声の質によってはこもって聞こえにくいこともある．

現在は両耳ともスピーチプロセッサをNucleus 7®に機種変更し，iPhone®と直接Bluetooth通信が可能になったため，音楽や電話を聴くことが今までの機種よりも容易になった．

両方の耳で音を聴くと，中枢聴覚路で左右の聴覚情報が統合，あるいは分離されて，片耳では得られない高次の情報が得られ，これを両耳聴効果という．

具体的には，

① **両耳加重効果**：1つの耳で聴くよりも，2つの耳で聴いたほうが，加重されてより小さい音，遠方の音が聞こえる，

② **両耳スケルチ**：中枢の聴覚システムに備わっている，それぞれの耳にたどり着いた音声と雑音の混合音から効果的に雑音だけを取り除く機能，

③ **頭部陰影効果**：言葉と雑音が異なる方向から到達する場合，頭部陰影効果によってSN比は片方の耳が対側よりも良くなるため，音源の認知と定位が可能になること，

が挙げられる[8]．つまり，補聴器や人工内耳の両耳装用を行って両耳聴となることで，聞こえの改善が期待できる．日本耳鼻咽喉科学会の人工内耳

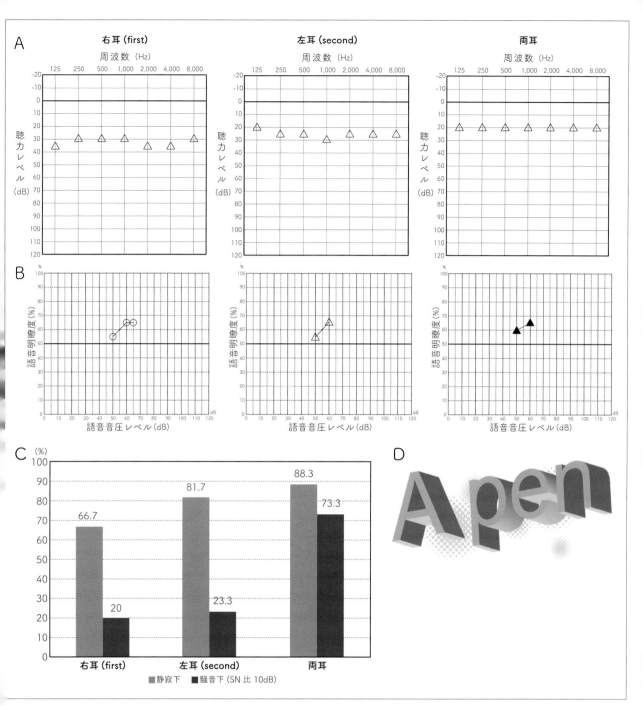

図 7. 人工内耳両耳装用の聞こえ
A：装用閾値検査
B：単音節の聴取成績
C：静寂下・騒音下（SN 比 10 dB）での文の聴取成績
D：人工内耳両耳装用時の聞こえのイメージ

適応基準でも，小児・成人ともに「両耳聴の実現のため人工内耳の両耳装用が有用な場合にはこれを否定しない」の一文が明記され[2)3)]，必要に応じて人工内耳の両耳装用を検討したいところである.

一方で，人工内耳の両耳装用であっても聴取成績は健聴者には及ばない．Litovsky らは静寂下および SN 比 10 dB の騒音下では両側人工内耳装用者でも良好な単語聴取成績であったが，健聴者に

比較すると騒音が大きくなるほど聴取成績が落ちることを報告した．また，健聴者では SN 比-20 dB の騒音下でも方向感覚が比較的保たれているが，片側人工内耳装用者では静寂下でも方向がわからず，両側人工内耳装用者では静寂下および SN 比 10 dB の騒音下では方向感覚が保たれているが，騒音が大きくなるほど方向感覚が落ち，SN 比-10 dB ではほとんど方向感覚がわからないと述べている[9].

5．人工内耳の聞こえの特徴

これまでに述べてきたように，人工内耳の聞こえはすぐ改善するわけではなく，健聴者に比べると十分でない．発話の速度にも聴取成績が左右される．坂本らは，標準文と，1.5 倍速，2 倍速の文の聴取成績を健聴者と人工内耳装用者で検討し，健聴者では 2 倍速でも 80％以上の正答率であったが，人工内耳装用者では 30％以下に低下することを報告している[10].

補聴器を装用しても十分な聞こえが得られないような，人工内耳手術適応がある高度～重度感音難聴の患者に対しては，術前に，聴取成績の改善には時間がかかること，健聴者と同じように聞こえるわけではなく，術後も騒音下での会話は特に片耳人工内耳では困難を感じること，早口での会話は聴き取りづらいこと，しかし補聴器に比べると聞こえの改善が期待できることを十分説明する必要がある．

おわりに

幼少期に重度の視覚・聴覚の重複障害に罹患しながら，社会福祉家として活躍したヘレン・ケラーは，ドイツの哲学者であるカントの言葉を英語に翻訳した．*"Blindness cuts us off from things, but deafness cuts us off from people."* [11].「見えないことは人と物とを切り離すが，聞こえないことは人と人とを切り離す」という意味である．この言葉は特に，コミュニケーションに困難を感じる中等度以上の聴覚障害者の状態をよく表している．特に，高度～重度感音難聴がある場合，

「音は感じるけれども言葉がわからない」ために，言語を介したコミュニケーションで困難を感じやすい．聴覚障害の問題は，単に音が聞こえないというだけではなく，こういったコミュニケーションの困難さによって人や社会から隔たりを感じることにある．

人工内耳の聞こえは健聴者に比べると十分ではないものの，重度難聴の場合，筆者の経験では補聴器に比べると良好な聴取成績が得られる．そのため，「切り離された」高度～重度の感音難聴を持つ人にとって，人や社会とのつながりを構築できる可能性を持っている．

筆者は，言語習得期前難聴の当事者で，人工内耳手術を受けたことで術前には想像もしなかった音の世界を知ることができた．片耳装用時に人工内耳の聞こえについて報告したが[11]，両耳装用となってさらに聞こえが改善したことに筆者自身驚いている．同時に健聴者の聞こえには及ばないことも実感しているが，社会生活を送るうえで人工内耳は欠かせないツールである．限界はあるが，人工内耳の恩恵を最大限に受けるために，特徴を知り，ツールを使いこなしていただきたい．

文 献

1) 舩坂宗太郎，細谷 睦，林原成子ほか：22 チャンネル Cochlear Implant—そのシステム紹介と本格的言語訓練前の話声聴取能について—. 日耳鼻会報，**89**(8)：1070-1076, 1986.
   Summary 日本で初めて 22 チャンネル人工内耳を言語獲得後難聴の 40 歳女性に対して行った報告．子音の語音弁別能は 5％と低く，今後も 20％を超えることはないだろうと考察された．
2) 山本典生：小児人工内耳の新適応基準(2014 年版)．日耳鼻会報，**118**(11)：1364-1365, 2015.
3) 羽藤直人：成人人工内耳の新適応基準(2017 年版)．日耳鼻会報，**121**(8)：1114-1116, 2018.
4) Holden LK, Finley CC, Firszt JB, et al：Factors affecting open-set word recognition in adults with cochlear implants. Ear Hear, **34**：342-360, 2013.

Summary 言語獲得後難聴の成人 114 例の単音節聴取成績は音入れ 2 週間後で平均 21.3%，2 年後で平均 61.5%，手術時の年齢が高齢・失聴期間が長いほど聴取成績が悪かった．

5）Loeb GE, Kessler DK：Speech recognition performance over time with the Clarion cochlear prosthesis. Ann Otol Rhinol Laryngol（Suppl），**166**：290-292, 1995.

6）Yoshida H, Kanda Y, Miyamoto I, et al：Cochlear implantation on prelingually deafened adults. Auris Nasus Larynx, **35**（3）：349-352, 2008.

7）Yang WS, Moon IS, Kim HN, et al：Delayed cochlear implantation in adults with prelingual severe-to-profound hearing loss. Otol Neurol, **32**：223-228, 2011.
Summary 4 歳以前に失聴し，成人後に人工内耳手術を行った 22 人の言語習得期前難聴を検討した．術前の聴覚・口話活用者，普通学級への進学者で聴取成績が有意に改善した．

8）中川雅文：両耳装用とフィッティング：357-385, 補聴器ハンドブック．医歯薬出版, 2004.

9）Litovsky RY, Goupell MJ, Godar S, et al：Studies on bilateral cochlear implants at the University of Wisconsin's Binaural Hearing and Speech Laboratory. J Am Acad Audiol, **23**（6）：476-494, 2012.
Summary 両側人工内耳装用の小児・成人ともに，健聴者よりは劣るが片耳人工内耳よりも方向感覚が改善した．

10）坂本　圭, 小渕千絵, 城間将江ほか：人工内耳装用者の聴覚的時間情報処理に関する研究―倍速音声に対する統語修復の効果―．Audiol Jpn, **57**：92-98, 2014.

11）竹澤公美子：幼少期の体験と人工内耳装用の経験．小児耳鼻, **34**（3）：320-325, 2013.

MB ENT, 248：40-43, 2020

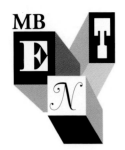

◆特集・補聴器・人工中耳・人工内耳・軟骨伝導補聴器─聞こえを取り戻す方法の比較─

補聴器と人工中耳の聞こえ方の特徴の差

高橋優宏*1　岩崎　聡*2

Abstract　VSB(Vibrant Soundbridge®)は，伝音・混合性難聴症例に対して保険承認されている人工中耳である．中耳根治術後などの難治性中耳病態症例や，外耳道閉鎖症例が良い適応となる．VSB は振動子が内耳窓を直接駆動し振動を内耳に伝達するため，補聴器と比較して周波数の歪みが少ない．

補聴器に対する VSB の利点として，① 補聴器と比較して装用閾値が良い，② 耳栓による不快感がなく，ハウリングがないという装用感，③ 音質が良くより自然に聞こえる，が挙げられる．自覚的評価では補聴器と比較して鮮明さが良好である．

現在本邦で，伝音・混合性難聴症例に施行できる人工聴覚器は他に Baha があるが，音質の面では VSB が優位と思われる．

Key words　人工中耳(middle ear implant)，VSB，音質(sound quality)，先天性外耳道閉鎖症(congenital meatal atresia)

はじめに

VSB(Vibrant Soundbridge®)は，伝音難聴または混合性難聴症例に対して保険承認されている人工中耳である．VSB は体内部と体外部から構成される半植込み型の人工聴覚器で，体内部の導線の先端にある FMT(floating mass transducer)と呼ばれる振動子が内耳窓を直接駆動し，振動を内耳に伝達する．そのため，補聴器と比較して周波数の歪みが少なく音質が良いとされている．

本稿では補聴器に対して VSB を選択する一助とするために，VSB の仕組み，聞こえ方の特徴を中心に紹介する．

人工中耳 VSB の仕組み

VSB の体内部は人工内耳と似た構造をしており，コイル・磁石・復調器からなる受信機と受信機から出ている導線の先端に FMT と呼ばれる振動子が付いている(図 1)．VSB は導線の先端にあ

る FMT の内部にマグネットが含まれており，電流が流れると磁場変化によりマグネットが動く電磁式(electromagnetic)を採用している(図 2)．一方，1983 年本邦で開発され，高度先進医療として施行されたリオン型人工中耳は圧電物質(セラミック)に電流を流すことにより形状変化を起こし，その変化を振動として内耳窓を駆動する圧電式(piezoelectric)を採用していた．電磁式は圧電式と比較すると周波数特性は劣るが，駆動力が大きく高出力が得られるため，混合性難聴にも適応となる利点がある．また，臨床治験で使用した体内部 VORP502 は MRI 非対応であったが，現在認可されている体内部 VORP503 は MRI 1.5 テスラ対応となっている．

人工中耳 VSB の国内臨床治験結果

VSB は 2012～2014 年にかけて国内 13 施設で正円窓に FMT を留置する方法による伝音・混合性難聴に対する臨床治験が実施され[1]，2016 年に保

*1 Takahashi Masahiro，〒108-8329 東京都港区三田 1-4-3　国際医療福祉大学三田病院耳鼻咽喉科，准教授
*2 Iwasaki Satoshi，同，教授

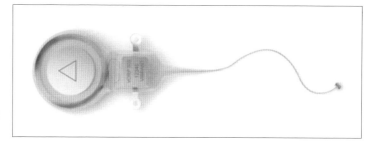

図 1.
VSB(Vibrant Soundbridge®)
(メドエルジャパン(株)より提供)

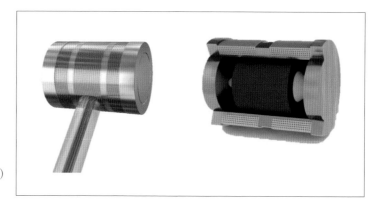

図 2.
FMT(floating mass transducer)
(メドエルジャパン(株)より提供)

険収載された. 臨床治験症例における音場閾値検
査の比較では 500 Hz を除いた 1000〜8000 Hz の
いずれの周波数も装用閾値において補聴器に対し
て VSB が有意に低値であった[1]. また,「補聴器
の有効性評価簡略化版 ABHAB」を用いた自覚的
評価では VSB 装用によってコミュニケーション
の容易さ, 騒音下での言語理解, 反響音の質問に
関して術前裸耳よりも有意に主観的な改善効果が
あることが示されている. 装用時間の平均値は
12.0±4.6 時間で満足度も非常に高い結果であっ
たため, 日常生活での良好な装用がなされてい
た[2].

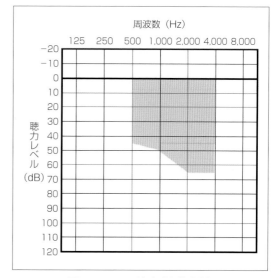

図 3. VSB の適応(骨導聴力)

人工中耳 VSB の適応(図3)

日本耳科学会より示されている人工中耳 VSB
の手引き(マニュアル)では, 下記の条件を満たす
伝音・混合性難聴患者を適応としている[3].

(1) 植込側耳が伝音難聴または混合性難聴であ
る.

(2) 植込側耳における純音による骨導聴力閾値
の上限が下記を満たす. 500 Hz が 45 dB, 1000 Hz
が 50 dB, 2000 Hz, 4000 Hz が 65 dB.

＊気導聴力閾値は問わない.

(3) 既存の治療を行っても改善が困難である難

聴があり, 気導補聴器および骨導補聴器が装用で
きない明らかな理由があるか, もしくは最善の気
導補聴器または骨導補聴器を選択・調整するも適
合不十分と判断できる場合.

＊適合判断は補聴器適合検査の指針(2010)など
を使用して評価する.

具体的な適応症例は鼓室形成術やアブミ骨手術
などの聴力改善手術によって聴力改善が困難な病
態である鼓室硬化症, 癒着性中耳炎, 中耳根治術

表 1. Judgement of sound quality

8つの主観的項目	
鋭さ	sharpness
明るさ	brightness
鮮明さ	clearlity
豊かさ	fullness
近さ	nearness
大きさ	loudness
広がり感	spaciousness
全体の印象	impression

(文献5より改変)

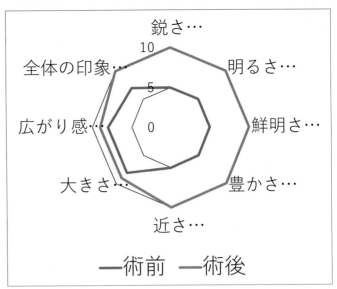

図 4. VSB 術後　音質の自覚的評価

後などの難治性中耳病態症例や，外耳奇形(外耳道閉鎖症など)が対象となる．

人工中耳 VSB の聞こえ方

　補聴器に対する VSB の利点として，① 補聴器と比較して装用閾値が良い，② 耳栓による不快感がなく，ハウリングがないという装用感，③ 音質が良くより自然に聞こえる，が挙げられる．FMTが直接振動を内耳に伝達することにより，補聴器と比較して周波数の歪みが少なくなるためであり，装用閾値，装用感の改善については，当時最上位器種の補聴器と比較した国内の臨床試験より明らかになっている[4]．しかしながら，音質については，詳細な報告がないため，我々は Gabrielsson[5]らが作成した音質に関する 8 つの主観的項目(表1)を 10 段階で評価する質問紙を用いて評価している．その結果，8 つの項目すべてにおいて VSB術前の補聴器装用下と比較して良好な経過であった(図4)．特に，鮮明さにおいて大きな差があり，VSB の聞こえ方の特徴を示していると考えられる．補聴器の音質も著しく向上しているが，補聴器装用者すべてが満足しているわけではなく音質の点においても，VSB の効果が期待できる．

VSB と Baha の比較

　伝音・混合性難聴に対する人工聴覚器のうち，

本邦では VSB と Baha が保険診療での手術が可能である．しかしながら，適応聴力が重複しているため，しばしば選択の判断に苦慮する．それぞれの特徴を挙げると，VSB は審美的・音質に優れているが，手術の難易度が高い・中耳の発育によっては手術が不可能な場合がある．一方，Baha は局所麻酔で短時間手術が可能で中耳の発育による影響がないが，皮膚トラブルが多いという点が挙げられる[6]．

　我々が調査している音質の自覚的評価検査[5]では，先天性外耳道閉鎖症例において VSB が骨導インプラントの Baha と比較して明らかに良好な結果が得られた[7]．そのため，先天性外耳道閉鎖症例においては第一選択を VSB とし，VSB 手術が困難な症例には Baha を検討する方針としている．術前の側頭骨 CT にて，顔面神経走行奇形，外耳道形成術の有無，耳小骨奇形，乳突腔の発育の程度などにより VSB 手術が困難と判断されれば Baha 手術を選択する．Jahrsdoerfer grading scale を参考にしている[8]．

おわりに

　本邦で開発されたリオン型人工中耳を契機として開発されてきた人工中耳 VSB は 2016 年に保険承認されているが，十分に認知されているとは言い難い．補聴器装用困難もしくは装用効果不十分

な伝音・混合性難聴症例では，VSB によって良好な音質を得ることができ，満足度も非常に高い．今後，さらなる手術技術，デバイスの進歩が期待される．

文　献

1) 土井勝美, 神崎　晶, 熊川孝三ほか：VSB 国内臨床治験の有用性と安全性の評価. 日耳鼻会報, **118**：1449-1458, 2015.

2) 熊川孝三, 神崎　晶, 宇佐美真一ほか：本邦における人工中耳 VSB 臨床治験―アンケートによる自覚的評価結果について―. 日耳鼻会報, **118**：1309-1318, 2015.

3) 岩崎　聡, 宇佐美真一, 熊川孝三ほか：人工中耳(Vibrant Soundbridge®)の手引き(マニュアル). Otol Jpn, **26**：29-36, 2016.

4) Iwasaki S, Usami S, Takahashi H, et al：Round Window Application of an Active Middle Ear Implant：A Comparison With Hearing Aid Usage in Japan. Otol Neurotol. 2017 Jul；38 (6)：e145-e151. Published online 2017 Jun 23. doi：10.1097/MAO.0000000000001438.

5) Gabrielsson A, Schenkman BN, Hagerman B：The effects of different frequency responses on sound quality judgements and speech intelligibility. J Speech Hear Res, **31**： 166-177, 1988.

Summary 音質に関する7つの属性，鋭さ，明るさ，鮮明さ，豊かさ，近さ，大きさ，広がり感と，全体の印象の計8つの項目を10段階で判定する質問紙.

6) Holgers KM, Tjellstrom A, Bjursten LM, et al：Soft tissue reactions around percutaneous implants：a clinical stucy of soft tissue conditons around skin-penetrating titanium implants for bone anchored hearing aids. Am J Otol, **9**：56-59, 1998.

Summary Baha 術後の皮膚反応を Grade 0～4 の5段階に分類し，Grade 4(肉芽増生によるインプラント被覆)は16％であった.

7) 岩崎　聡, 高橋優宏：先天性外耳道閉鎖症に対する人工中耳手術：術式の選択とその手技について. Otol Jpn, **29**：39-43, 2019.

8) Jahrsdoerfer RA, Yeakley JW, Aguilar EA, et al： Grading system for the selection of patients with congenital aural atresia. Am J Otol, **13**：6-12, 1992.

Summary 先天性外耳道閉鎖症患者の側頭骨 CT から中耳構造を10点満点で評価. 外耳道形成術の指標としている.

Monthly Book
エントーニ

ENT NI

No.
244

最新増刊号!!

２０２０年４月増刊号

耳鼻咽喉科の
問診のポイント
―どこまで診断に近づけるか―

■ 編集企画　羽藤直人（愛媛大学教授）
152 頁，定価（本体価格 5,400 円+税）

外来診療にて効率的に正確に診断できるような問診のポイント，また問診の大切さを
再認識すべき代表的な 18 疾患について経験豊富なスペシャリストにより問診術を伝授！

☆ **CONTENTS** ☆

Ⅰ．知っておきたい問診のポイント
　1．WEB 問診の仕組みと使い方
　2．便利な耳鼻咽喉科の問診票テンプレート
　　　―OPQRST とは―
　3．小児・親への問診のポイント
　4．外国人への英語問診のポイント
Ⅱ．診断精度を上げる問診のポイント
　1．急性中耳炎・滲出性中耳炎が疑われる場合の問診の
　　　ポイント
　2．慢性中耳炎・真珠腫性中耳炎が疑われる場合の問診
　　　のポイント
　3．突発性難聴・急性低音障害型感音難聴が疑われる場合
　　　の問診のポイント
　4．騒音性難聴・加齢性難聴が疑われる場合の問診の
　　　ポイント

　5．メニエール病が疑われる場合の問診のポイント
　6．BPPV，PPPD が疑われる場合の問診のポイント
　7．顔面神経麻痺が疑われる場合の問診のポイント
　8．アレルギー性鼻炎が疑われる場合の問診のポイント
　9．慢性副鼻腔炎が疑われる場合の問診のポイント
　10．鼻出血に対する問診のポイント
　11．嗅覚障害に対する問診のポイント
　12．味覚障害に対する問診のポイント
　13．扁桃周囲膿瘍・急性喉頭蓋炎が疑われる場合の問診の
　　　ポイント
　14．扁桃病巣感染症・慢性扁桃炎が疑われる場合の問診の
　　　ポイント
　15．睡眠時無呼吸症候群が疑われる場合の問診のポイント
　16．発声障害に対する問診のポイント
　17．嚥下障害に対する問診のポイント
　18．頭頸部腫瘍に対する問診のポイント

全日本病院出版会　〒113-0033 東京都文京区本郷 3-16-4　Tel:03-5689-5989
www.zenniti.com　Fax:03-5689-8030

MB ENT, 248：45-55, 2020

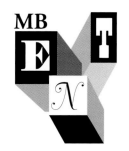

◆特集・補聴器・人工中耳・人工内耳・軟骨伝導補聴器─聞こえを取り戻す方法の比較─

補聴器と人工内耳の聞こえの特徴に関する経験と考察

神田幸彦*

Abstract　補聴器(右耳)と人工内耳(左耳)を装用する医師として500耳以上の人工内耳手術を術者として経験したこと，19年前に開業し筆者自身の難聴の経験と医療の臨床を通して得られたことを振り返ってみた．医学生時代から30種類以上の補聴器を装用，アナログからデジタル，そして最近では第4世代のデジタルや3D-立体的に聞こえる補聴器も出現している．一方，2004年に補聴器非装用側に「より良い聴覚の獲得」を目的として，以前留学していたドイツ・ビュルツブルグ大学で人工内耳手術を受けた．現在15年が経過したが，補聴器との両耳聴により，騒音下・離れたところからの会話・早口の会話・音楽の聴取などが改善された．人工内耳も最新の機器では聴取能アップが進んでいる．健聴者にはわかりにくい補聴器や人工内耳の聞こえの感覚，患者として医師としての自分の経験が，現在の診療に対する見解をどのように変えたか？　なども考察を加え報告する．

Key words　補聴器(hearing aid)，人工内耳(cochlear implant)，ユーザー(user)，聞こえ(feeling of hearing)，両耳聴(binaural hearing)，バイモーダル(bimodal)

はじめに

補聴器・人工内耳などの医療機器は現在日進月歩である．耳鼻咽喉科医師として補聴器の臨床に携わるようになって31年が経過した．これまで長崎大学附属病院時代に約1,500症例，2001年に開業して2020年3月14日現在，3,202症例の補聴器適合，一人ひとり診療してきた．また，長崎大学附属病院にて1997年から人工内耳手術を行うようになって22年，500耳以上の人工内耳手術を行ってきた．そして，筆者自身が右耳に補聴器ユーザーになって36年，左耳に人工内耳ユーザーとなって15年が経過した．現在は補聴器と人工内耳のbinaural hearing(両耳聴)で日常生活を楽しみながら，日々の臨床に携わっている．補聴器や人工内耳を装用し，補聴器を難聴患者に適合しながら人工内耳手術も長崎大学附属病院にて行ってきた．医師として，また補聴器・人工内耳ユーザーとしての視点から補聴器・人工内耳の聞こえについて述べる．

難聴発症と原因[1]

右耳は幼少時より軽度〜中等度の難聴があり，小学校2年生の検診で指摘されていた．長崎大学附属病院での精査では回復見込みなしの結果．右耳一側の軽度難聴であった．23歳の時，長崎大学医学部学生の頃ちょうど九山(九州山口医学生体育大会)のラグビー大会の前であった．1984年，4月24日朝より左耳閉感，難聴が出現．翌日，長崎大学附属病院耳鼻咽喉科を受診，4月26日にはキーンという耳鳴が出現，時にゴーと唸るジェット機が耳の中に飛んでくるかのような凄まじい耳鳴も経験した．ステロイド投与を受けるが難聴は徐々に進行し，入院しステロイドパルス治療を受けた．しかし，主治医の先生方の熱心な治療にもかかわらず回復しなかった(図1)．当時受けた蝸

* Kanda Yukihiko，〒852-8023 長崎市若草町4-25　(医)萌悠会　耳鼻咽喉科　神田E・N・T医院，長崎ベルヒアリングセンター，院長，理事長

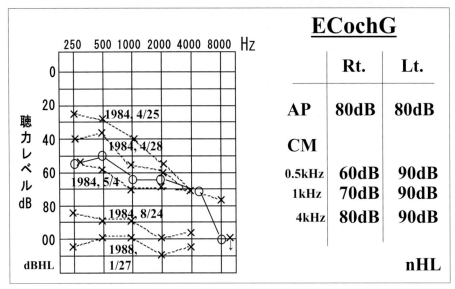

ECochG

	Rt.	Lt.
AP	80dB	80dB
CM		
0.5kHz	60dB	90dB
1kHz	70dB	90dB
4kHz	80dB	90dB
	nHL	

図 1. 1984 年当時の筆者のオージオグラムと蝸電図（ECochG）の結果

電図検査でも内耳機能障害を示していた（図 1）. 遺伝子検査で 2014 年の 9 月, *GJB2* 遺伝子コンパウンドヘテロ変異であることが判明した.

補聴器でどのように聞こえるか？

1. 最初はどうだったか？

聴力は改善せず, 医師の紹介状を持参してある補聴器店に行き適合を受けた. 第一印象としてはガーガーと音がなっているだけで期待とは大きく異なり深い絶望感を味わった. しばらくは音が入るがままの生活であり, いろいろな音を聞いてみるが満足できない状態だった. 3 ヶ月が経ち当時の言語療法の先生に読唇術を習い少し自信がついた. 使用していたのは R 社製のアナログ補聴器であり, 今の補聴器よりも性能は格段に劣るが使用しているうちになくてはならないものになっていった. 静かな時は 3, うるさい時は 2 か 1 の Vol. 調節をして聞いていた.

2. 現在はどうか？

どのように聞こえるか？ という問いに対しては普通に, 自然に聞こえるという回答がふさわしいと思う. アナログからデジタルになっていき, より自然な聞こえになってきたように感じる. これまでの補聴器装用の歴史と聞こえ方の変遷を以下に挙げる.

補聴器装用歴と 各世代の補聴器使用感と聞こえについて[1]

これまで使用してきた補聴器 32 種類のリストを表 1 に挙げる. 初めて使用した補聴器は HB-69S（R 社）で 1981 年に発売, その後ハイパワーとなった 1989 年発売の HB-76P を長く装用, 主治医の勧めで医学生時代の講義用に R 社製の FM 箱型補聴器も使用した. 受信機が箱型で大きくポリクリで動き回るたびに本体マイクから白衣擦れの雑音が入るため, 教官を追っかけて走る時は box 本体を持って走り回っていた. その後, FM は Extend Ear（AVR 社）という耳かけ型が出現し, 動きやすく, 衣擦れの音も入らず, パワーも良く出る FM 補聴器が出て長く愛用した[2]. 学会発表も外部入力端子より直接イヤホンコードとアンプを繋げて聞き漏らしがないように努めた. FM 補聴器はその後, 時代の進歩とともにロジャーとなり, ロジャーの機種は全機種を試してきた. 現在はタッチスクリーンマイクとセレクトを愛用している. また, 防水型 HB-35（R 社）が出た時は, 子どもが幼少の頃に, 風呂場で子どもの音声が良く聞こえるように使用した. 子どもと一緒に風呂に入るのは人生の中でもひとつの喜びであるに違いなく, 子どもは容赦なくしゃべりかけてくるので, それを聞いたり返答したりするのに役立っ

表 1. これまで使用してきた補聴器の変遷

1. HB-69S（R 社製）	アナログ・リニア・耳かけ型
2. Q 社製（デパート）	アナログ・リニア・耳かけ型
3. Q 社製（デパート）	アナログ・リニア・カスタム
4. HB-76P（R 社製）	アナログ・リニア・耳かけ型
5. FM 箱型（R 社製）	アナログ・リニア（FM）・箱型
6. R 社製挿耳型	アナログ・リニア・カスタム
7. R 社製防水	アナログ・リニア・耳かけ型
8. AVR 社製 FM 耳かけ型	アナログ・リニア（FM）・耳かけ型
9. Si 社製挿耳型	アナログ・ノンリニア・カナル
10. B 社製挿耳型	アナログ・ノンリニア・CIC
11. P 社製挿耳型	デジタル・カスタム
12. P 社製 FM	デジタル・ドイツにて fitting 受ける
13. P 社製耳かけ型	デジタル・耳かけ型
14. R 社製 CIC	デジタル・CIC
15. St 社製カスタム	デジタル・カスタム
16. St 社製カスタム	デジタル・カスタム
17. St 社製耳かけ型	デジタル・耳かけ型
（ハウリング強力抑制―アクティブフィードバックインターセプト）	
18. P 社製 FM 補聴器	デジタル・耳かけ型・FM
（学会・講演会・CD・DVD，工夫で bilateral FM hearing）	
19. St 社製カスタム	デジタル・カスタム
20. W 社製耳かけ型	デジタル・耳かけ型
（ISP 人工知能―より自然な正常に近い補聴器）	
21. St 社製 invisible-外から見えない補聴器	デジタル
22. P 社製耳かけ型	強力な高音部刺激と FM，roger とのリンク
23. W 社製耳かけ型―ノイズリダクション＋音声強調	デジタル
24. O 社製耳かけ型―ノイズリダクション＋音声強調	小型・デジタル
25. St 社製耳かけ型―iPhone とリンク	デジタル
26. O 社製 RIC―ノイズリダクション＋音声強調	小型・デジタル
27. P 社製 RIC―ノイズリダクション＋音声強調	サウンドリカバー
28. W 社製耳かけ型―ノイズリダクション＋音声強調	小型・デジタル
29. W 社製 RIC―ノイズリダクション＋音声強調	小型・デジタル，多指向性型
30. O 社製 RIC―ノイズリダクション＋音声強調	小型・デジタル，3-D で立体的
31. W 社製 RIC―ノイズリダクション＋音声強調	小型・デジタル，3D で立体的
32. P 社製 RIC―ノイズリダクション＋音声強調	小型・デジタル，3D で立体的

た．アナログ時代の聞こえの印象は「より良く聞こえるための格闘」であったように思う．補聴器外来で患者のダイナミックレンジに合わせて補聴器の特性をトリマー合わせ調整するという行為を繰り返していくうちに，そして筆者のダイナミックレンジに合わせて特性を調整し記憶するうちに，会話する相手の音声音圧レベルが補聴器の特性曲線を思い浮かべることで瞬時に判断できるようになった．1996 年頃よりデジタル補聴器を装用した（No. 11）．第一印象は「うるさくないが少し弱い」という程度であったが，徐々に特性を調整して小さい入力音圧が上げられるようになり聴き取りが良くなっていった．デジタルの進歩とともに 20 種類（耳かけ型 8 種類，挿耳型 6 種類，RIC

type 6 種類）を装用した．また，デジタルの出力がアップするとともにデジタルの小型（CIC）が使用可能となりスポーツや電話の際に効果があった．CIC の場合，電話が非常に聴きやすくなる．電話は受話器をマイクに当てることで外耳道〜耳甲介腔が共鳴腔となり増強効果があるのに加えて，強力なハウリングキャンセラー器種を選択，ハウリングを予防しつつ聴き取れるからである．その後，高周波数帯域の出力が十分に上げられるようになってきた．また，FM 補聴器も進歩してきており，FM マイクは小型化に，工夫により両耳に FM で飛ばせるようになった．それは，その後ロジャーへと進化している．音声をさらに浮き上がらせるようにする音響シーン分析や ISP（integrated signal processing)という統合信号処理が内蔵された補聴器も出てきた．これは入力音に対して騒音抑制，ハウリングキャンセラー，指向性などの機能を双方向通信により適切に統合する働きである．たとえば，従来のデジタル式のノイズキャンセリング機能では，騒音が多い時は騒音抑制によりうるさくないが，同時に人の音声も小さくなり，そのため近くで聞かなければならなかった．この ISP により騒音が入った場合は，騒音抑制と同時に音声部分の抑制を押さえる働きによって音声がかえって増強された感じになり，近くで聞く必要がなくなった．入力音を分析し，不要な音と必要な音を振り分けて，それぞれの機能を統合するすぐれた補聴器であり画期的な進歩といえる．これにより新橋や有楽町のガード下での飲み会でも会話しやすくなった．騒音下だけではなく離れた状態での会話や小声での会話も改善されてきた．また，2015 年には第 4 世代デジタルが登場，雑音抑制や音声強調だけではなく音楽聴取もしやすい器種が出現し，器種を選べば，24 チャンネル，10〜12 kHz まで対応できるようになってきた[3]．さらに，2017 年には 3D 立体的に聴取できる補聴器が出てきた．雑音抑制や音声強調を多方向の指向性マイクロフォンに組み合わせて処理することにより，3D 立体的に聴取しようとするものである．これにより，騒音下でも離れた所からでも様々なシチュエーションではっきりと音声が入りやすくなった．2020 年にはそれが O 社より自立支援法対応型補聴器として取り扱われ廉価となっている．より時代は進化していて，難聴者にとってより良い世界になってきている[3]．騒音下でもうるさくなく自動的に音声を浮き上がらせることで正常時に近づく．聞こえもさらに立体的に処理され聴取しやすくなってきている．現時点では補聴器でも自然に聞こえるといっても過言ではないし，テクノロジーの進歩に従い，最近の患者でも 1 回の我々独自のフィッティング[4)5)]により自然に聞こえるという人たちが増大している．

ドイツへの留学経験
―医療者としても難聴者としても貴重な経験―[1)]

　1987 年に母校の耳鼻咽喉科に入局した．10 年が経過し，小林俊光教授(現在仙塩利府病院，東北大学名誉教授)が赴任され 1997 年に長崎大学にて人工内耳手術がスタートした．さらに，手術方法や人工内耳の医療を学ぶために小林教授のご配慮で，日本に医学を導入したシーボルトの母校で長崎大学と交流のあるビュルツブルグ大学に留学した．ビュルツブルグ大学では当時世界的に高名な耳科手術者である Helms 教授(現在名誉教授，図 2-a)や Müller 助教授(現在ミュンヘン大学人工聴覚器教授，図 2-b)に手術方法や手術適応を習い，側頭骨実習も行った．また，補聴器を 6 個持参し，補聴器で世界的に高名な Moser 先生とそれらの補聴器について適合方法を相談した．1 つ信頼できる適合評価法を見つけ，それにたくさん習熟することが大切であることを教えられた．Helms 教授，Müller 助教授，Moser 先生と交流するうちに人として大切なことを教えられ，臨床医として大事なことを教授していただいた．Helms 教授からは何度もご馳走になり，医師としてあるべきスタンスを教えられた．留学してしばらくし Helms 教授から Kanda Festival と称して Dr. 神田の聞こえをさらに良くしようという院内のプロジェクトがスタートして，色々な検査や対処法(最先端 FM 補聴器も含めて)が伝授された．様々な聴覚検査も受けた．耳鼻咽喉科病院の中には補聴器や聴覚，蝸電図や他覚検査機器，小児難聴や言語のスペシャリストだけではなく，ビデオ編集や機械電気修理のスペシャリストたちも雇用されていた．そのプロジェクトの一環の 1 つに筆者の左耳への人工内耳があった．

人工内耳歴[1)]

　2004 年 8 月にドイツ，ビュルツブルグ大学でメドエル社製人工内耳を補聴器非装用側に受けた．当時，補聴器ユーザーの 1 人の人間として対面で

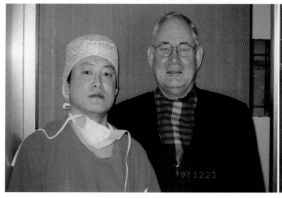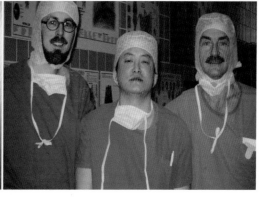

a｜b 　　図 2. ドイツ，ビュルツブルグ大学留学時の写真
　　　　　a：左より筆者，Jan Helms 教授
　　　　　b：左より Müller 助教授，筆者，Milewsky 助教授

会話できていたし，学会発表でも FM 通信機器を駆使して質疑応答をしていたので多くの方から「どうして？」という質問を受けた．筆者も片耳が補聴器で聞こえていたし，当時の日本では両耳全く聞こえていないという人が適応であったし，両耳 90 dBHL 以上（最初は 100 dBHL 以上）という基準があった．ある日，Helms 教授に呼ばれて「ドクターカンダ，どうして左耳は使えるチャンスがあるのに使用しない？　両耳聴で騒音下や音の方向性など，もちろん静かな時でも，さらに良くなるであろう．」と人工内耳を左耳に勧められた．そして，その説明の仕方や図示したり丁寧に説明する方法は，筆者の患者へのインフォームド・コンセントのあり方を大きく変えるものであった．どんな質問にも応えられる膨大な知識に裏付けされる丁寧で相手の気持ちを慮った説明である．また，筆者の妻にも食事会の時に「ドクターカンダは絶対に今よりも聞こえるようにできる．ちゃんと聞こえるようになるから安心しなさい．大丈夫だ．心配しないで．」と言葉をかけていた．Helms 教授の情熱的な勧めが手術を決断した大きな理由である．それ以外にも下記の理由がある．② 両耳で聴くこと（両耳聴—binaural）がどういうものか，聴力が良かった時期と比較してどうか？　③ 騒音下の聴取能の改善への期待．聴覚を使う生活は 1 対 1 の静かな環境でだけではない．日常生活の多くが騒音下の聴取を余儀なくされる．④ 方向性の改善への期待．多くの場面で呼びかけられる際に 1 側だけでは困難が生じる．また，車や高スピードで後ろから来る自転車などはどちらから来てるのか 1 側だけでは難しく生活上注意を要する場合もある．⑤ 高音部の聴取能の改善への期待．当時の補聴器の場合 3〜4 kHz 以上の高音部は出力が低下するため，高音部の聴取能が落ちやすい．人工内耳は基底回転に確実に入るため高音部の聴取は確保される．⑥ 良聴耳が進行した場合の保険．1 側だけで生活していると良聴耳が進行しないように注意を払う必要があり，また，進行した場合も 1 ヶ月ほど休んで治療を受け，回復しない場合は人工内耳を受け，リハビリのため合計 3 ヶ月は不在となる可能性があり，患者やスタッフ・家族に多大な迷惑をかける．⑦ 家族の会話をさらに聞きたい．特に，当時高校 1 年生の娘，小学校 3 年生の息子の話すスピードが速くなり，ついていくことが難しい場合が増えていた．⑧ 患者の気持ちを知りたい．などが主たる理由であった．2004 年 8 月に 2 週間の休暇を取り，ドイツへ向かった．手術を受けたビュルツブルグ大学附属病院（図 3-a）はドイツの南部バイエルン州，ビュルツブルグ市（図 3-b）にあり，病院は耳鼻咽喉科では鼓室形成術を考案した Wullstein 教授が設立時に加わった建物で脳外科や眼科，放射線科と同じ敷地内にある．入院生活は快適であり，食事は常に鉄製のあたため皿がスープ皿の下に敷いてあり，検査などで時間がかかってもいつでも温かい状態で食することができる．手術後 3 日間は痛みがあったが乗り切ることができ，ふらつきも徐々に改善され術後 8 日目にドイツを出発した．

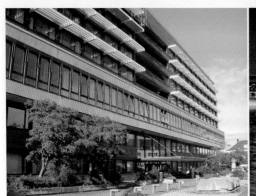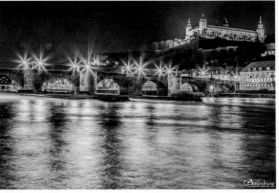

図 3. ビュルツブルグの写真　　　　　　　　　　　　　　a | b
a：ビュルツブルグ大学. 鼓室形成術を考案したWullstein教授が設立
b：ビュルツブルグ市民の祈りの象徴. マリエンベルグ城(要塞)

人工内耳音入れ後の聞こえ[1]

　9月23日(木)・秋分の日・大安の日，長崎ベルヒアリングセンターにて音入れをした. 20年ぶりの聴覚回復. 音的には十分確実ではなく何か振動のようにも感じる. はっきりしたクリアな音ではない. もっともこれはプロモントリテストでわかってはいたのだが，やはりプロモントリテストの音感覚と似ている気がする. 不思議だったのは左に音を入れて，右の補聴器の音が大きくなった点である. これは不思議な感覚であった. おそらく左耳からの中枢への刺激が右へも影響を及ぼすのであろう. 9月24日，オーストリアから来てくれている Audiologist, Heinz が夕方来て，re-mapping を手伝ってくれる. 結局，高音部をかなり上げた. しかし，確実な音声は得られない. 9月27日，今日の外来で1歳くらいの泣き叫ぶ子が来た. Binaural で聞いていたところ，全く泣き声がうるさくない. 人工内耳だけに泣き声が入ってくる感じで，右耳には入らない. だから今までのように右耳にひびく感じが全くなく，素直にお母さんの声を右の補聴器から聞くことができる. 子どもの叫び声は大きくなったり小さくなったりで人工内耳のみに入る. つまり，雑音は左耳から入る. Binaural の極意はここにあるような気がする. 逆に考えると，一側聾でも困っている人は相当に多いのではないかと思う. 10月14日，2週間ぐらい装用するとしっかりかみ合ってくる感じがする. 騒音が多いところでは binaural の効果が大変ある. 方向性がよいと感じる. 学会帰り道のJRかもめ車内で，よく寝ようとして補聴器を外すとCI のほうから JR のアナウンスの声が聞こえてきた. 「博多を出ますと」から肥前山口や浦上，終点長崎などわりとはっきり聞こえてくる. 脳の側頭葉の記憶が呼び戻されているような不思議な感覚である. 感動した. 10月21日，学会中人工内耳装用していたが，いつもよりも早口の声が聞きやすくなった感じがした. 本日3回目のmapをしたが，だいぶダイナミックレンジが拡大してきた. だいぶ音が言葉になりつつあるようだ. 機械的な音質は変わらないが，夜のニュースのアナウンサーの声が入ってくる. 滝川クリステルさんの音声は聞きやすい. 補聴器を消してもわかりやすい. 2004年当時，終日装用，補聴器との binaural を楽しんでいる. マイクの感度が非常に良いので，離れた音声も聞きやすい. 音楽も両耳聴で聞きやすい. 高音部聴取能が改善(2 kHz，4 kHz ともに 20 dB)した. 騒音もうるさくない. 騒音下でも聞きやすい. 音の方向性が改善した(両耳聴の効果[6]〜[10]). 結果的に当初の目的や目標はすべてが達成された. 2010当時の聴取能を図4に示す. 両耳聴による binaural effect もみられ，binaural summation(加重効果)[6]〜[10]がみられる. 会合やパーティー，宴会などでの騒音下の聴取は術前と比較にならないほど改善された. また binaural summation(加重効果)により学会や講演会会場でもさらに聴きやすくなった. 音楽も楽しめるようになった.

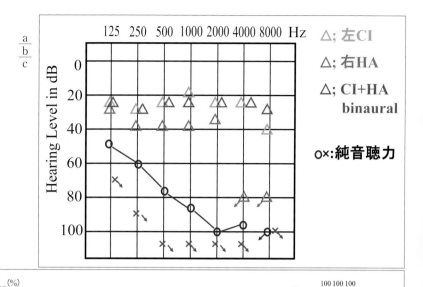

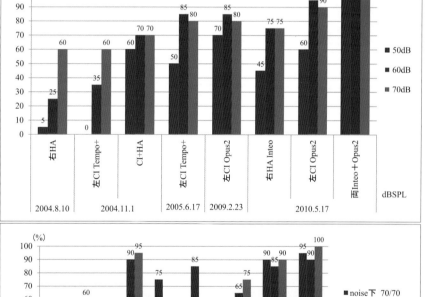

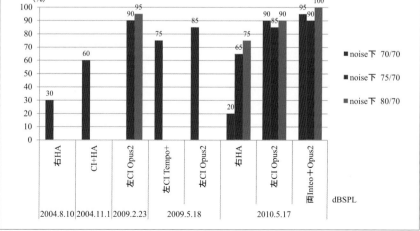

図 4.
筆者の補聴器，人工内耳による聴覚の変遷

a：2010年安定時の純音聴力，補聴器および人工内耳装用閾値

△：左人工内耳装用閾値，△：右補聴器装用閾値，△：人工内耳（左）と補聴器（右）の両耳聴（binaural），○：右純音聴力，×：左純音聴力

b：語音明瞭度（67-S）結果の変遷．HA（補聴器），CI（人工内耳），Tempo＋，Opus2 は人工内耳スピーチプロセッサ，Inteo は補聴器（ISP），無響室で測定

c：騒音下語音明瞭度（67-S）結果の変遷．ノイズはバンドノイズ（band noise）を使用，S/N＝70/70，75/70，80/70 を用い，無響室で測定

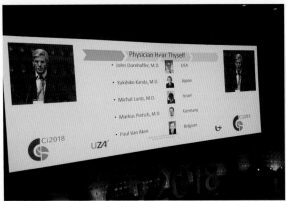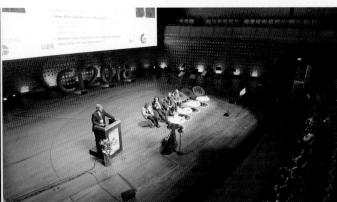

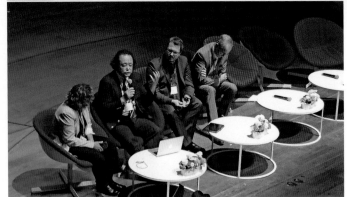

図 5. CI2018(ベルギー)のパネルディスカッション

2018 年 6 月 27 日水曜日の午後 5 時 45 分. アントワープで開催された国際人工内耳シンポジウム CI2018(会長：アントワープ大学の Paul Van de Heyning 教授)のパネルディスカッション. パネル名は「Physician Hear Thyself」「医師は自分の声を聞く」パネリストは司会も含めて ① Dr. John Dornhoffer 米国アーカンソー医科大学教授. 耳科手術, 人工内耳手術も多数手がけている. ② Prof. Michal Luntz イスラエル, テルアビブの Ear and Hearing Center の教授で人工内耳手術も多数行っている女性教授. ③ Dr. Markus Pietsch. Hannover ドイツ, ハノーバー大学出身, Helios Clinics の ENT 部門と Cochlear Implant Center の医師で 2006 年(MED-EL), 2008 年(MED-EL)に人工内耳手術(両側人工内耳). 先天性難聴で Susan Schmid-Giovannini(スイスの Auditory-Verbal Therapy のパイオニアの一人)に音声言語治療を受けている. ④ Mr. Paul Van Aken. アントワープ大学病院の看護部門(1,500 人)の部長. 人工内耳手術を受けてからその職に就いた. ⑤ 神田幸彦, 長崎, 日本

現在の聞こえはどうか？
人工内耳国際シンポジウム CI2018 の
パネルディスカッションで報告した内容

MED-EL の OPUS2 から Sonnet にグレードアップしたことで, 騒音下の聞こえや会議, 大きな講演会, 学会などでの聞こえが格段に良く聞こえるようになった. はっきり聞こえるようになったのは, 指向性の他にも反響や残響音が低音部のノイズとしてマスクされて音声情報が入りやすくなったことも考えられる. また, 2018 年 6 月ベルギー, アントワープで開催された国際人工内耳シンポジウムである CI2018 の際に会長であるアントワープ大学の Paul Van de Heyning 教授から,

オープニングセレモニーの後にパネルディスカッションをするのでパネリストとして参加して欲しいという依頼があり参加してきた. パネル名は「Physician Hear Thyself」. パネリストを図 5 に挙げる. 約 2,080 人の参加があった.

＜会長および司会からの質問＞

人工内耳は, 人間の感覚に取って代わる我々の最初の本当に成功した試みであり, 生活の質への影響はよく知られています. この国際会議では, インプラントの設計, 外科的手法, 様々な種類の刺激による結果の改善に関して, 多くの質問と多くの研究が行われます. ただし, 重要な質問は残ります. それは本当はどのように聞こえますか？ということです. 新しい刺激に順応するのはどん

な感じですか？　音楽は研究者が言うほど悪いのですか？　人工内耳医療提供者として我々が教えていることは実際に本当ですか？　というものであった.

質問1：通常の人は聞こえない，どのように聞こえるのか？　興味深い

答え1：筆者は正常の聴覚をしていた時，筆者が若かった時と同じように聞こえる.　筆者の聴覚障害の期間は筆者の左側で約20年だったので，最初は何も聞こえなかったが，それは時間の経過とともに良くなっているようだ.　以前と同じように自然に聞こえるとしかいえない.　20年の失聴なので期待はしていなかった.　両耳でプラスに聞こえれば良いと思っていた.　1年，2年…5年，10年と良くなってきている.

質問2：どんなプロセスで刺激にアジャストしましたか？

答え2：最初は個々の音を区別するのは難しいが，とにかく最初は聞こえにくくても可能な限り長く装用しておくことが重要である.　筆者のクリニックの優秀なスタッフにきちんとマッピング（以下，機器調整）管理をしてもらうことが大事である.　様々な検査を筆者のクリニックで受けながら弱い部分はちゃんと適合するように機器調整をしていった.　それにより重要で必須の検査が何か，どう調整すべきかをわかるようになる.　妻や家族，大事な友人とたくさん会話をすることは大事である.　パーティーや宴会を正しく楽しむことも重要である.

質問3：補聴器や人工内耳は周波数が限られている.　正常者はたくさんの異なる周波数を聞くことができる.　研究者が言うように音楽聴取は悪いですか？

答え3：音楽は最初わからなかった.　5年くらいすぎて楽しめるようになり，10年過ぎた頃に音楽がよく聞こえるようになってきた.　ロジャーを用いて外部入力でイヤホンを用いてCDプレイヤーやPC，スマートフォンなどに差し込み直接聞いた時，正常の時と同じように聞こえた.　これには

感激した.　わずかMED-ELの31 mmの電極で正常の時と似たようなtonotopic-organizationが再生されるとは！とびっくりした.　MED-ELのFS4のstrategyや人工内耳機器最大の高頻度刺激も音楽聴取に有用かもしれない.　マイクロフォンの入力の仕方が進歩すれば，さらに聴きやすくなるであろう.　楽器に合わせて，音楽が聞こえるような400〜15000 Hzまで聞こえるような人工内耳があっても良いのではないか？　筆者の患者の中に，音楽の特待生で高校に入学できたブラスバンド，チューバ演奏者の女子がいた.　そのお子さんが教えてくれるのは努力をして音楽をたくさん練習すれば普通の人工内耳ユーザーよりも，さらには健聴者よりも良く音楽ができるようになるということである.　我々も40 Hzからのチューバの低音が入るように人工内耳はFlex28を選んで聴力を温存できるように手術をして成功したし，補聴器側は大きめのベントと最強のハウリング抑制器種を選んで低音が入りやすいようにしてより良く聞こえるように努力した.　補聴器や人工内耳でも音楽を楽しんだり聴取することは可能である.　また，音楽活動や音楽レッスンを通して聴き取りの能力がさらに高められる症例もたくさん経験している[11][12].

＜会長および司会からの質問＞

この会議のプレゼンテーションには，実際には人工内耳を持っている聴覚障害者のプロとして関与する5人が含まれます.　専門家としても個人的にも，それぞれのインプラントに関する経験について質問されます.　何が良いのか，何が悪いのか，そして何が予想と違うのか？　それぞれが，彼らの個人的な経験が，現在インプラント候補者である人々をどのように扱うかに影響を与えたかについてお聞きします.

質問4：良い点，悪い点

答え4：良い経験についてはたくさんある.　家族の音声が聞きやすくなった.　騒音下で聞こえるようになった.　パーティーや結婚式でも聴取可能になった.　方向性が良くなった.　手術室でマスク

越しの会話が聞こえるようになった．音楽が聞こえるようになった．離れた音声を聞きやすくなった，などである．悪い点はほとんどない．強いて言えば補聴器側の音入力の感覚が人工内耳の感覚が強くなるにつれて弱くなってきていることである．脳はより刺激が強いほうを好んで選択してとりやすくしているのであろう．それは筆者個人の老化かもしれないけれど，人工内耳デバイスは老化にも強力に対抗してくれることを期待している．

質問5：期待していたよりも違うものは何か？

答え5：失聴期間が20年なので少し良くなればという程度で，ほとんど期待はしてなかったのでとてもハッピーである．

質問6：人工内耳候補者に治療する時どのようにあなたの人工内耳経験が影響されますか？

答え6：とても影響する．先生はなぜ人工内耳をしているのですか？　どんなふうに聞こえますか？　どうしてメドエルなんですか？　音楽はどうですか？　などなどたくさん聞かれる．両耳聴のことについても聞かれる．両耳聴の様々なメリットも伝える．Asymmetric hearing loss—非対称性難聴—で手術を受けたので，そのような経験を伝えるようにしている．筆者は筆者の患者に筆者が何を聞くことができるか，そしてそれ故に患者が何を期待できるかについての考えを与えている．

質問7：患者としてのあなたの経験は，現在の診療に対するあなたの見解をどのように変えましたか？　インプラントレシピエントとしてあなたが学んだ最も重要なこととあなたが焦点を当てたいと思うものについての考え

答え7：Perceiving reality is very important. Reality goes beyond imagination. —リアリティがとても重要である．リアリティは想像を超える—．実際に装用してみないとわからない．実際に検査をしたり補聴器調整したり人工内耳手術をしたり人工内耳機器調整をしないとわからない．五感すべてを使った人間の現実認識は重要である．ほとんどのnormalの聴覚者にとって，聴覚

学と聴力低下は想像するのが難しい．皆のために現実を知覚することは非常に重要である．想像よりもリアリティを，現実を，患者の声を，大事にすることが重要である．そのことが，難聴が筆者を変えた大きなreality ある見解である．

補聴器や人工内耳の聞こえ方のまとめ

実体験と数多くの患者の意見よりまとめた．実経験に裏付けされたものである．
1）最初は無音だったり，機械的なガーガーという音だったりすることもある．
2）それでも長く装用するように努めていくと徐々に脳が慣れてきて言葉として理解できるようになる．自然に聞こえている（筆者も含めそう答える人が多い）．
3）3ヶ月，1年，3年，5年，10年と長く装用するにつれて脳がadaptation され，さらに良く聞こえるようになっていくことが多い．
4）もちろん周囲の環境や音声言語が溢れる環境，音楽聴取環境も大事である．
5）最初は雑音のようにも聞こえるが長く装用すると，脳のほうが雑音と音声を振り分けて必要な音を認識し，不要な音は排除していくようになる．飛蚊症における最初の黒いチラツキが，やがて見えなくなるのと同じ原理である．
6）うるささには強大音へのうるささと雑音の多さによるうるささがあり，人工内耳でCレベルやMレベルが調整された場合のうるささは，雑音の多さのことも多い．その場合もできるだけ装用することで緩和される場合がある．
7）補聴器や人工内耳において音に慣れるというのは脳が慣れて行くことに他ならない．ゆえに，時に刺激を高める必要もある．

参考文献
1）神田幸彦：ユーザーからみた補聴器・人工内耳の進歩．日耳鼻会報，**114**：703-712，2011．

2) 神田幸彦：FM-BTE（耳掛け型）補聴器の臨床効果．Audiol Jpn, **39**(1)：55-59, 1996.

3) 神田幸彦：総説　補聴器の進歩と聴覚医学「補聴器の歴史と変遷―最新補聴器の紹介―」．Audiol Jpn, **60**：121-128, 2017.

4) 神田幸彦：1. 実際の補聴器適合検査にあたって．MB ENT, **144**：78-82, 2012.

5) 神田幸彦：開業医における補聴器外来の実際―開業医が補聴器外来を行うためのノウハウ．MB ENT, **30**：71-79, 2003.
   Summary　開業して1年9ヶ月の時点での補聴器外来の実際を報告．環境，機器，オーダー表，選択と適合，305人の統計など記載．

6) 松永倫子，神田幸彦，城戸由美子ほか：当院の補聴器外来における両耳装用の統計．Audiol Jpn, **53**：135-141, 2010

7) Müller J, Schön F, Helms J：Speech understanding in quiet and noise in bilateral users of the MED-EL COMBI 40/40＋ cochlear implant system. Ear Hear, **23**(3)：198-206, 2002.

8) Kanda Y, Kumagami H, Hara M, et al：Bilateral cochlear implantation for children in Nagasaki, Japan. Clin Exp Otorhinolaryngol **5**, Suppl 1：24-31, 2012.
   Summary　人工内耳小児169人中，29人の両側人工内耳小児の手術年齢，インターバル，疾患，使用デバイス，装用閾値，様々な語音明瞭度を検討．すべて対側の人工内耳装用閾値は改善され，語音明瞭度では単音節（70 dBSPL），単音節（対側人工内耳側1 m, 60 dBSPL），単語了

解度：3音節（対側人工内耳側1 m, 60 dBSPL），雑音下語音明瞭度（S/N＝80/70, ＋10），雑音下単語了解度（S/N＝80/70, ＋10）において両側人工内耳が1側よりも統計学的に有意に改善された．

9) 神田幸彦：両側人工内耳：両耳装用の手順と日常のきこえ．耳鼻臨床，補 **132**：84-91, 2012.
   Summary　両側人工内耳小児29人において，患児・両親がどんなことに期待したか，医療側の説明やカウンセリング，対側人工内耳のマッピングや安定化のための注意点，症例報告，考察などが記してある．

10) 神田幸彦：両側人工内耳の現状と未来．Otol Jpn, **29**(1)：29-34, 2019.
   Summary　両側人工内耳，両耳聴の効果を上げ，両側人工内耳装用児の通常学校進学率（82/100＝82%）を述べた．両側人工内耳79人の手術時期インターバルの違いによる単語了解度，語音明瞭度，雑音下語音明瞭度の統計結果から導き出された逐次人工内耳手術時期の critical period，両耳聴の未来などについて言及した．

11) Mitani C, Nakata T, Trehub SE, et al：Music recognition, music listening, and word recognition by deaf children with cochlear implants. Ear Hear, **28**：29S-33S, 2007.

12) Nakata T, Trehub SE, Mitani C, et al：Pitch and timing in the songs of deaf children with cochlear implants. Music Perception, **24**(2)：147-154, 2006.

大好評

Monthly Book

ENTONI No.223

2018年9月　増大号
140頁　定価（本体価格 4,800 円＋税）

みみ・はな・のど診断
これだけは行ってほしい
決め手の検査

編集企画　福岡大学教授　坂田俊文

専門的検査を適切に実施し、検査を用いて的確かつ迅速に診断できるように
まとめられた日常診療において役立つ1冊!!

☆ CONTENTS ☆

全日本病院出版会
〒113-0033 東京都文京区本郷 3-16-4　Tel：03-5689-5989
www.zenniti.com　Fax：03-5689-8030

MB ENT, 248 : 57-62, 2020

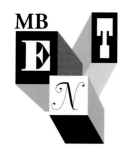

◆特集・補聴器・人工中耳・人工内耳・軟骨伝導補聴器―聞こえを取り戻す方法の比較―

目の前の患者にどのようなケースの場合，補聴器を勧めるか

三瀬和代[*1]　　白馬伸洋[*2]

Abstract　近年，難聴と認知症の関連が指摘され，より良い聞こえを保つことが認知症予防に繋がる可能性があり，難聴者は聴覚機能の維持や低下予防のためにも補聴器の積極的活用が推奨される．補聴器装用を勧める基準は，聴力検査結果だけではなく，職業や生活環境，難聴による支障度など総合的に判断する．軽度難聴や一側性難聴であっても，補聴器による QOL 改善の可能性があれば補聴器装用を勧めることが大切である．最高語音明瞭度が低い例でも聴覚リハビリテーションによって語音聴取や会話理解能が向上して補聴器を活用できる場合があるので，聴覚リハビリテーションと併せて補聴器装用を積極的に勧める．

Key words　聴覚剝奪効果（auditory deprivation effect），聴覚順応効果（auditory acclimatization effect），一側性難聴（unilateral hearing loss），認知症（dementia），文章追唱法（training the reception of ongoing speech），聴覚リハビリテーション（aural rehabilitation）

はじめに

　近年，難聴と認知症発症との関連が明らかとなり[1]，高齢者人口の増加に比例して加齢性難聴の有病率も増加している本邦では，聴覚補償の第一選択となる補聴器の重要性はますます高まっている．最近では，補聴器はただ単に聴力補償というだけでなく，聴覚系の可塑性を引き出す聴覚リハビリテーションツールとしての可能性も見い出され，補聴器の果たす役割は大きく，以前より補聴器装用は積極的に勧めるべきものになってきている．本稿では，聴覚の可塑性など補聴器装用による可能性，聴覚検査からみた補聴器装用を勧めるポイント，一側性難聴に対する適応，高齢者と補聴器，補聴器活用を促す聴覚リハビリテーションについて述べる．

聴覚剝奪効果（auditory deprivation effect）と聴覚順応効果（auditory acclimatization effect）

　末梢からの聴覚入力の変化は，経験や学習によって中枢神経系の再編成を引き起こす．聴覚情報の減少に関連する聴覚機能の体系的悪化は剝奪効果（auditory deprivation effect）と呼ばれる[2]．一定期間の聴覚刺激減少に伴い中枢における音韻情報の分析や修復などの情報処理能が低下し，二次性にさらなる語音認知の低下をきたす可能性がある．一方，音響情報の増加に伴う聴覚機能の体系的な改善は聴覚順応効果（auditory acclimatization effect）と定義される[2]．平均 71.1 ± 12 歳の感音難聴者 89 人を対象に，3 ヶ月間および 6 ヶ月間の補聴器装用前後での裸耳語音弁別能の変化を検討したところ，裸耳語音弁別能が 10％以上改善したのが 3 ヶ月後で 34.5％，6 ヶ月後で 37.3％に認められた[3]．これは感覚入力の変化に相当する十

*1 Mise Kazuyo, 〒 213-8507 神奈川県川崎市高津区二子 5-1-1　帝京大学医学部附属溝口病院耳鼻咽喉科，言語聴覚士
*2 Hakuba Nobuhiro, 同，教授

分な補聴器の利得と継続的な補聴器装用により，語音認知の改善という聴覚の順応効果が得られたことを示している．この聴覚の剥奪効果および順応効果は，補聴器装用への動機づけや聴覚機能維持・低下予防となる補聴器活用の意義を提示している．

聴覚検査による補聴器装用を勧めるポイント

1．純音聴力検査

補聴器のスムーズな導入や聴覚機能維持のためには，難聴ができるだけ軽度なうちに装用を開始するのが望ましい．補聴器の適応は会話音圧レベルを考慮し，一般的に平均聴力レベル 40 dB 以上の難聴が補聴器を勧める目安となる．しかし，これはあくまで目安であり，聴力検査の結果のみでは患者個々の日常生活における支障度は測れない．平均聴力レベル 25～40 dB の軽度難聴者や高音域に限局した難聴者でも，その人の日常生活や社会活動によっては補聴器が有効な場合がある．会議・会合などが多い職種や，ボランティアなどの社会活動に参加の機会が多い人，あるいは授業・講義などの聴取が重要な学生で，わずかでも難聴による支障を訴えている場合は補聴器装用を勧める．患者の日常生活での難聴による支障度を詳細に把握し，補聴器による改善の可能性を検討して提示する必要がある．

両耳が平均聴力レベル 90 dB 以上の重度難聴者では，補聴器の装用効果は得られ難く，コミュニケーションには視覚的手段の併用が必要となる．人工内耳の電極挿入が可能で十分に医学的なコンセンサスが得られれば人工内耳の適応を検討する．

2．語音弁別検査

聴力検査と同様，語音明瞭度も補聴器を勧めるうえで重要な指標となる．平均聴力レベルが高度難聴者では語音明瞭度により補聴器が役に立つか，役に立たないかが決められることになる[4]．特に，加齢性難聴では高音の閾値上昇が著しいため子音の聴き取りが困難となり，音は聞こえていても言葉を正しく理解することが難しくなる．最高語音明瞭度は装用効果を予測するために有用であるが，我々が補聴器を推奨するかどうか判断のポイントとしているのは，語音聴取レベル 60 dB での語音明瞭度である．我々は 60 dB での語音明瞭度が 80%以下の場合，軽度難聴であっても補聴器の装用を勧めている．会話音圧レベルで語音を弁別する聴覚入力が低下していると判断できるからである．

最高語音明瞭度が 60%以上であれば補聴器の効果が得られやすいとされているが，小寺[5]は最高語音明瞭度 80%を境界として，日常会話は聴覚のみで理解可能でも不慣れな話題では正確な理解に注意集中が必要と述べている．これを踏まえて，当院では最高語音明瞭度 80%以下の症例に対して，文章追唱法[6]による溝口方式聴覚リハビリテーション[7]を実施している．「聴覚リハビリテーション」の項を参照されたい．最高語音明瞭度 40%以下では補聴器を装用しても音声のみでの会話は困難で視覚的手段が必要となり，20%以下になると補聴器を用いても聴覚はコミュニケーションの補助手段となり，むしろ読話や筆談が重要となる．本邦では語音明瞭度 30%以下が補聴器適応の限界で人工内耳の適応と考える意見が多い[8]．当院では，最高語音明瞭度 30～40%の症例でも，溝口方式聴覚リハビリテーションによって会話聴取能を向上させて補聴器を有効活用している多くの症例を経験している．我々が残存聴覚機能を活かすための医療的介入を付加することで補聴効果を高めることは可能であろう．最高語音明瞭度が極めて低い例（20%以下）では，まずは補聴器装用を試行させ聴覚活用を図るが，コミュニケーションの改善や満足度が得られない場合は早期に人工内耳を考慮する．

一側性難聴と補聴器

突発性難聴などの一側性難聴例では，健聴側のみである程度の言語聴取は可能であり，難聴側に補聴器を装用してもなかなか効果が得にくく，両耳聴力の差が大きいほどその傾向が強いため，こ

れまで積極的に補聴器装用が推奨されることは少なかった．しかし，アンケート調査では中等度のハンディキャップを自覚していること，社会生活，日常生活における QOL（生活の質）低下を伴うことが報告されている．両耳聴は音の方向感，音量・立体感，雑音下聴取に有利であり，難聴側の補聴器装用によってある程度の効果が期待できる．我々の経験から，一側性難聴例に補聴器装用および溝口方式聴覚リハビリテーション（「聴覚リハビリテーション」の項を参照）を実施することで語音聴取能の改善が得られることがわかっている[9]．難聴側の聴覚刺激減少に伴う聴覚剥奪効果の抑制や聴覚機能の賦活化（聴覚順応効果）という観点から，今後は一側性難聴に対しても積極的な補聴器装用を考慮するのが良い．勿論，その適応は補聴器によって得られた聴覚機能の改善がどの程度言語聴取や QOL（生活の質）の向上に寄与できているのか装用効果を検討して判断すべきである．また，患者のニーズによっては，クロス補聴器（難聴側の音を電波によって健聴側の耳に飛ばす）を提案する．クロス補聴器の場合，難聴耳の聴覚活用にはならないが，日常の聞こえの改善を図る一選択肢にはなるので，通常の補聴器とクロス補聴器とでどちらがより装用効果が得られるか比較試聴してもらうと良い．

高齢者と補聴器

近年，認知症と難聴についての研究が進み，認知症患者では年齢などを考慮しても難聴を有意に合併していること[10]，認知症患者で難聴を伴う場合，補聴器の装用により認知症の生活習慣が改善されること[11]が報告されている．2017 年には難聴は認知症を予防できる要因の中で最も大きなリスク因子であることが報告された[1]．補聴器装用は認知機能低下の抑制や認知症発症のリスクを減らす可能性があり，難聴を持つ高齢者には積極的な補聴器装用が勧められる．

実際の臨床では，平均聴力レベル 40 dB 以上で補聴器の適応と診断し勧めても，「多少不自由はあるが，まだ聞こえている」という自己判断や補聴器に対する抵抗のほうが上回り，補聴器の必要性を判断できない例が少なからず存在する．「年齢相応の聴力」という医師の言葉に安心してしまう高齢者もいる．本人が希望しなかったからまだ良い，と保留にするのは良くない．本人，家族や周囲の人の支障度をともに探り，難聴が及ぼす脳機能への影響や聴覚の剥奪・順応効果の見地から聴覚活用の意義について情報提供することが重要である．大切なのは，高齢者の補聴器装用を試みる機会や補聴器による QOL（生活の質）向上の可能性を奪わないことである．

加齢性難聴は非常に高頻度であり補聴器が必要となる高齢者も多いが，実際には多くの高齢者が補聴器を活用できていない．高齢難聴者が補聴器による真の効果を得るためには，補聴器装用指導に加えてコミュニケーション能力を改善させる聴覚リハビリテーションが必要であると考えられる．

補聴器装用者に対する
溝口方式聴覚リハビリテーション

補聴器は感覚としての聴力は補償できるが，感音難聴者が抱える周波数・時間分解能の障害は補聴器の増幅のみでは回復できない．また，難聴によるチューニングアウトや会話の支配といった不適切な聴取習慣が獲得されている場合も多い．したがって，言語聴覚士が行う聴覚リハビリテーションは，単に補聴器を調整して装用を促すことだけではなく，残存聴覚機能の活用や代償機能の向上，補完手段の習得を促進して聴取スキル（会話理解能）とコミュニケーションを改善させることが求められる．

我々は最高語音明瞭度が 80％以下に低下した補聴器装用症例に対して，言語聴取・会話理解能の向上を図るため，文章追唱法[7]を用いた溝口方式聴覚リハビリテーションを実施している（図1）．① 補聴器によって得られる新規聴覚情報の再構築，② 聴取習慣の是正やコミュニケーション方略の習得を目的とし，文章追唱法における 1）口

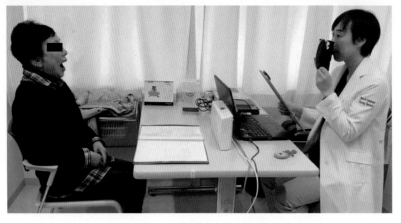

図 1.
溝口方式聴覚リハビリテーション
の様子

表 1. 文章追唱訓練の段階と提示条件

段階		口型	明瞭度	話速	声の大きさ	ノイズ
I	1	有	明瞭	ゆっくり	会話レベル(70 dB)	無
	2		普通	普通		
II	1	無	明瞭	ゆっくり	会話レベル(70 dB)	無
	2		普通	普通		
III	1	無	明瞭	ゆっくり	やや小さい(60 dB)	無
	2		普通	普通		
	3		普通	普通	小さい(40〜50 dB)	
IV	1	無	明瞭	ゆっくり	会話レベル(70 dB)	有(60 dB)
	2		普通	普通		
V	1	無	明瞭	ゆっくり	会話レベル(70 dB)	有(70 dB)
	2	無	普通	普通		

形の有無, 2) 発話明瞭度／話速, 3) 声の大きさ, 4) 背景雑音の有無など提示条件を調整することで聴取訓練として体系化した[8]（表 1）. これはコミュニケーションの中で音韻の再学習や文脈的推測による音韻修復, 意図的聴取や注意の調整, 聴取可否の判断や聞き返しによる確認法の習得, 聴取困難な環境での対応法などの訓練を意図している.

文章追唱法は, 提示音圧と聴取環境を統制すれば追唱率（1 分あたりに追唱できる文節数：健聴者平均 35〜40 文節／分）として言語聴取・会話理解能の評価に利用可能である. 追唱率が少なければ, それだけ聴き誤りや聴き落としなど聴取に困難が生じていることを表す. 図 2 に示す症例 A, B はともに 80 歳台女性, 難聴の程度もほぼ等しく, 良聴耳の最高語音明瞭度も両者ともに 60% である. 補聴器装用下で追唱率による評価を行うと, 症例 A は 31.6 文節／分, 症例 B は 21.6 文節／分と差がみられた. 通常, 聴覚中枢に音情報が入力されると, 聴覚的注意やワーキングメモリ, トップダウンの情報処理などを活用して効率的に認知しているが[12], 認知処理やワーキングメモリが低下すると言語理解が困難になることが指摘されている[13]. 症例 A, B の末梢聴覚機能は同じレベルでも, これら中枢の聴覚情報処理過程に差があることを示しており, この場合必ずしも適切に調整された補聴器を装用すればすぐに有効活用ができるという訳ではない. 症例 B は 3 ヶ月間の溝口方式聴覚リハビリテーションによって, 追唱率が 21.6→32.6 文節／分まで増加した. このように, 効率良く音情報を聴取し正しい言葉として理解するという聴覚情報処理能力は訓練によって改善させることが可能である.

現時点では一度生じた難聴を回復させる方法はなく, 特に最高語音明瞭度 60% 以下の症例では,

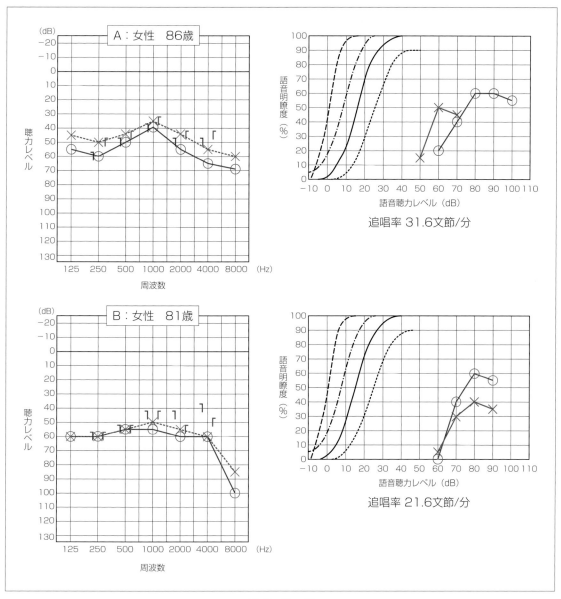

図 2. 症 例

ただ補聴器を装用するだけでは効果が得られない場面が増加する傾向にある．感音難聴者の聞こえとコミュニケーション能力を最大限に引き出すために，日常生活音による偶発的な学習だけではなく，意図的な言語聴取学習を提供する聴覚リハビリテーションが望まれる．

まとめ

聴覚機能の維持・低下の予防のために，積極的な補聴器活用が望ましい．我々は補聴器が認知症予防対策として重要な役割を担っていることを意識して，補聴器装用をサポートすると同時に，聴覚-認知機能にアプローチする溝口方式聴覚リハビリテーション体制を早急に整える必要があるだろう．

文 献

1) Livingston G, Somemerlad A, Orgeta V, et al：Dementia prevention intervention, and care. Lancet, **390**：2673-2734, 2017.
　Summary　予防可能な認知症のリスク9要因を挙げ，中年期の聴力低下はリスク度合い9%と最も高かった．

2) Arlinger S, Gatehouse S, Bentler RA, et al：Report of the Eriksholm workshop on auditory deprivation and acclimatization. Ear Hear, **17**：87S-90S, 1996.

3) 三瀬和代：感音難聴に対する補聴器装用による聴覚機能への効果. Audiol Jpn, **60**：190-198, 2017.
   Summary 補聴器装用前後で裸耳語音弁別能10％以上の改善が約34.5％に認められ, 補聴器装用による聴覚系の可塑性を示唆していると結論した.

4) 杉内智子：補聴器の適応と効果. JOHNS, **24**：1313-1321, 2008.

5) 小寺一興：補聴器フィッテイングの考え方(改訂第3版). 診断と治療社, 2010.

6) De Filippo CL, Scott BL：A method for training and evaluating the reception of ongoing speech. J Acoust Soc Am, **63**：1186-1192, 1978.

7) 三瀬和代, 篠原義郎, 白馬伸洋：補聴器装用における文章追唱訓練を加えた聴覚リハビリテーションの有用性. Audiol Jpn, **62**：59-67, 2019.
   Summary 補聴器装用者に対する言語聴取・コミュニケーション能力の向上を目指す聴覚リハビリテーションの方法とその意義について述べている.

8) 内藤　泰, 岩崎　聡, 本多伸光ほか：人工内耳・BAHA の最近の動向と将来展望. MB ENT, **74**：107-126, 2007.

9) 白馬伸洋, 三瀬和代, 篠原義郎：当院での聴覚リハビリ外来における一側性感音難聴に対する補聴器装用効果の検討. Audiol Jpn, **59**：591-592, 2016.

10) Uhlmann RF, Larson EB, Ress TS, et al：Relationship of hearing impairment to dementia and cognitive dysfunction in older adults. JAMA, **261**：1916-1919, 1989.

11) Allen NH, Burns A, Newton V, et al：The effects of improving hearing in dementia. Age Aging, **32**：189-193, 2003.
   Summary 認知症で難聴を持つ患者に対し, 補聴器の装用効果を調べた結果, 42％において生活の改善が認められた.

12) 川瀬哲明：聴覚臨床に役立つ聴覚メカニズムの知識—音受容から聴覚情景分析まで—. Audiol Jpn, **61**：177-186, 2018.
   Summary 聴覚系各パーツの病理に起因する聴覚障害について概説し, 中枢の聴覚情報の認知過程について説明している.

13) Pichora-Fuller MK, Singh G：Effects of age on Auditory and cognitive processing：Implications for hearing aid fitting and audiologic rehabilitation. Trends Amplif, **10**：29-59, 2006.

MB ENT, 248：63-70, 2020

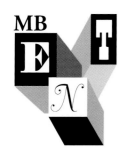

◆特集・補聴器・人工中耳・人工内耳・軟骨伝導補聴器―聞こえを取り戻す方法の比較―

目の前の患者にどのようなケースの場合，人工中耳を勧めるか

日高浩史[*1]　池田怜吉[*2]

Abstract　人工中耳 VSB は，2016 年に保険収載されたばかりの比較的新しい医療機器であるが，既存の鼓室形成術や外耳道造設術などで改善が困難な伝音・混合性難聴者に対し，福音をもたらす可能性のある人工聴覚器である．主な適応は ① 伝音難聴または混合性難聴を伴う中耳疾患があり，鼓室形成術あるいはアブミ骨手術などの治療を施行するも聴力改善が不十分な例，② 外耳道閉鎖症などの外耳奇形で伝音難聴または混合性難聴を伴う例が挙げられる．日本耳科学会から提唱されている人工中耳の手引きを踏まえて概説した後，目の前のどのような患者に人工中耳の選択肢を相談するか，具体例を挙げて紹介する．

Key words　人工中耳(middle ear implant)，Vibrant Soundbridge®(VSB)，伝音・感音難聴(conductive and mixed hearing loss)，外耳奇形(meatal atresia)，先天性外耳道閉鎖症(congenital aural atresia)

はじめに

人工中耳 VSB(Vibrant Soundbridge®；MED-EL 社)は，もともと従来型補聴器で装用効果が得られない感音難聴の患者に対して，キヌタ骨を直接振動させることで聴取能を改善させる目的で開発された[1]．その後，2005 年には耳小骨が残存していない例や，鼓室硬化症でアブミ骨底板が固着している症例に対し，蝸牛窓を直接振動させる方法が当該機種の応用として改良された[2)3)]．振動子である floating mass transducer(FMT)を蝸牛窓に設置することで直接，蝸牛に振動エネルギーを伝えることができるため，ハウリングがなく長時間の装用も可能である[2)~6)]．2007 年に伝音・混合性難聴に対する適応で CE-Mark の承認が得られ，国内では 2011~2014 年に VSB 臨床治験が行われた後[3)~5)]，2016 年に保険適用となった．

混合性難聴や伝音難聴で悩んでおられる患者の中には，気導補聴器や骨導補聴器を装用すること

表 1．人工中耳 VSB：純音骨導閾値の許容範囲

伝音難聴または混合性難聴の純音骨導閾値の上限および加減

周波数(Hz)	500	1000	2000	4000
下限(dBHL)	0	0	0	0
上限(dBHL)	45	50	65	65

（文献 10 より改変）

が困難，あるいは装用効果が十分に得られない患者が存在する．VSB の適応基準を概説したのち，VSB 挿入術を施行した代表例を挙げて目の前のどのような患者に人工中耳の選択肢を相談するか，具体例を挙げて紹介する．

VSB の適応

日本耳科学会から人工中耳の手引書が作成され，その適応について概説されている[6)]．補聴器装用や耳科手術によっても十分な聴力改善が得られない患者がその対象となる．欧米では VSB は

*1 Hidaka Hiroshi，〒 530-1010 大阪府枚方市新町 2-5-1　関西医科大学耳鼻咽喉科・頭頸部外科，准教授
*2 Ikeda Ryokichi，仙塩利府病院耳科手術センター／東北大学耳鼻咽喉・頭頸部外科

感音難聴にも適応があり，聴力が表1に示される範囲に収まっていれば，伝音・混合性難聴，感音難聴のそれぞれについて VSB 手術が適応となる（気導閾値は問わない）．現在，本邦での保険適用は下記の2つの項目のいずれかに該当する症例である[3)~6)]．

1．伝音難聴または混合性難聴を伴う中耳疾患（中耳奇形を含む）がある患者の場合，鼓室形成術あるいはアブミ骨手術などの治療を施行するも聴力改善が不十分な例

（注釈：活動性炎症，鼓膜穿孔はなく，伝音連鎖の固着・離断，あるいは鼓膜癒着などが改善できないこと）．

慢性中耳炎に対する鼓室形成術により，伝音難聴の改善，耳漏の停止により補聴器の装用が可能になる．癒着性中耳炎や鼓室硬化症を伴う慢性中耳炎に対する鼓室形成術は様々な工夫が行われているが，難聴が改善されない場合や補聴器を装用したときに耳漏および再発を招くことがある．そのため，言語音の聴き取りに難渋することがある．

近年，気導・骨導補聴器はデジタル化や小型化で高度な処理ができるようになり，より快適な音環境が得られるようになったが，ハウリングや音がこもるなどの問題から音の増幅にも限度があり，補聴器の恩恵を十分に得られない場合がある．さらに気導補聴器の場合，外耳の炎症や術後耳に伴う形態変化（canal wall down 法の術後など）で，安定した装用が困難となることがある．

一方，骨導インプラントも伝音・混合性難聴に対して有効であり[6)]，埋込型骨導補聴器（Baha）が保険収載されている．しかし，現在使用されている Baha には，①チタンの接合子が頭皮から常に突出した状態であるため，審美性の問題と接合子周囲に肉芽や炎症などの皮膚反応が起こりうること，②低周波数帯および高周波数帯での出力が弱く，良好な音質・子音の聴き取りが得られない可能性がある[6)]．

人工中耳は上記の問題点を改善する医療機器として開発された．一方，耳硬化症に対しては既に

アブミ骨手術という確立された術式がある．アブミ骨固着がある状況では人工中耳の振動子の出力が十分得られない可能性があること，ならびに耳硬化症は進行性であり人工中耳の長期成績が保たれるか明らかではないことが問題点にあると考えられる．近年，海外からはアブミ骨手術と同時にキヌタ骨に振動子を設置する，いわゆる powered-stapes surgery が報告されている[7)8)]．しかし，これらの症例数は少なく，その安全性や長期成績は十分なエビデンスが得られていないのが現状である[9)]．

2．伝音難聴または混合性難聴を伴う外耳奇形（外耳道閉鎖症など）

外耳奇形（外耳道閉鎖症など）に対する外耳道造設術により，伝音難聴の改善と気導補聴器の使用が可能となる．しかし，手術の難易度が極めて高い．また，外耳道の感染や再狭窄などのトラブルが起こると，いったん改善した聴力も再び悪化することがしばしばみられ，気導補聴器の装用困難を招きやすい[6)10)]．一方，気導補聴器に装用が困難な外耳道閉鎖症に対し，これまで骨導補聴器が使用されてきたが，振動子を皮膚に強く圧迫する必要があり，疼痛や圧迫部位の変形を生じることがある[6)]．

そこで，これらの問題点を改善できる治療法として人工中耳（VSB）と骨導インプラント（Baha, Bonebridge）が期待され，音質の面からも VSB が有利とされる[10)]．先天性の外耳道閉鎖症（鎖耳）は中耳奇形を伴うことが多く，最大で 50～60 dB 程度の気骨導差をもたらす[11)]．さらに顔面神経の走行異常を伴うことが多い．振動子の設置部位に関しては，欧米では手術時の所見や術者の考えにより，前庭窓もしくは蝸牛窓窩いずれかが決定されることが多い[2)4)12)]．一般に，前者は顔面神経（水平部）の下垂がない限り，内耳障害，顔面神経，神経損傷の危険性が少ないという利点がある[4)]．その一方で，アブミ骨の固着や顔面神経の偏位によってアブミ骨および蝸牛窓の観察が困難なケースが考えられる[13)14)]．このような鎖耳の場合，顔面神

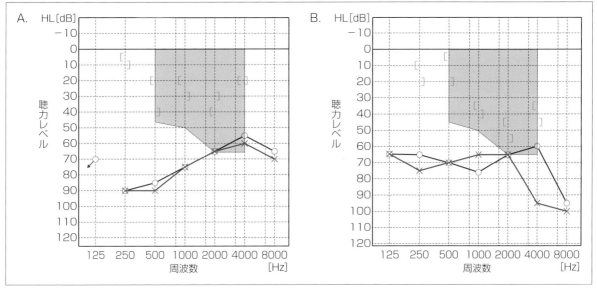

図 1. 術前のオージオグラム
A：症例1
B：症例2（文献13，14より改変）
症例1，2ともに耳科学会（2005年）の人工中耳の骨導閾値の範囲に含まれる

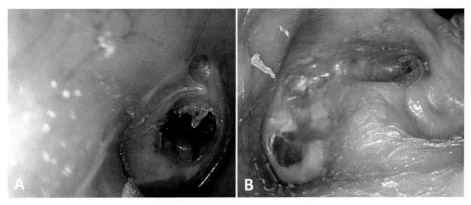

図 2. 術前の鼓膜所見（症例1）
A：右側．緊張部型真珠腫を認めた
B：左側．術後耳で乳突腔は開放されている

経乳突部と後頭蓋窩の間を通って後鼓室や蝸牛窓窩に到達する，いわゆる retrofacial approach が必要な場合があり，術前の CT 画像で事前評価して手術適応とプランニングを立てる必要がある[16]．

もし，VSB 手術が困難と判断されれば，Baha，や Bonebridge などの骨導インプラントの手術を選択する[10]．

鼓室形成術後耳で補聴器装用が困難な例（症例1）

症例：82歳，女性

左真珠腫性中耳炎に対し，これまで2回左鼓室

形成術を施行されていた．右緊張部型真珠腫も認めていたが，良聴耳であるためこれまで保存的に治療されていた．その後，1年前頃から右気導聴力の低下を認め紹介となった．右側の真珠腫摘出ならびに VSB による聴力改善について提示したところ，希望された．術前の純音聴力検査は，日本耳科学会の人工中耳 VSB の適応基準を満たしていた（図1-A）．術前の左右の鼓膜所見を図2に示す．

1．手術アプローチ（図3）

右耳後切開，canal wall down にて手術を施行

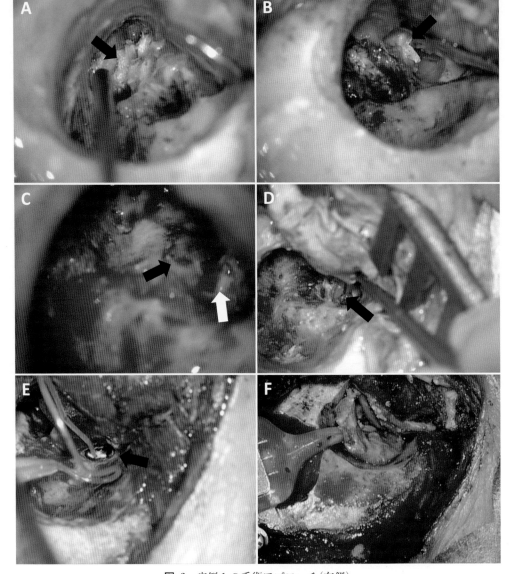

図 3. 症例 1 の手術アプローチ（右側）

A，B：真珠腫は鼓膜穿孔部より上鼓室から耳管上陥凹，乳突蜂巣に進展（矢印）

C：真珠腫摘出後．顔面神経（矢印）とその下方に走行するアブミ骨筋（白矢印）を同定

D：正円窓窩が確認できる（矢印）

E：カプラ付の振動子（FMT）を正円窓膜に設置（矢印）

F：軟骨を筋膜ならびに外耳道皮膚の裏に挿入

した．真珠腫は穿孔部より上鼓室から耳管上陥凹，乳突蜂巣に進展していた（図 3-A，B）．また，外側半規管は blue line を認め，Milewski & Dornhoffer 分類[16]で I 度に相当する半規管瘻孔が疑われた（図 3-C）．顔面神経は水平部にて一部露出しており，アブミ骨周囲は肉芽で充満していた．肉芽を除去するとアブミ骨の可動性は良好であったため，真珠腫を摘出後，ツチ骨頭を用いて鼓室形

成術 III c とした．

蝸牛窓膜周囲には真珠腫の進展はなく，これを明視下におき（図 3-D），カプラ付の振動子（VSB VORP502；MED-EL，Innsbruck，Austria）を装着した（図 3-E）．電極の外耳道への露出を避けるために，軟骨を筋膜ならびに外耳道皮膚の裏に挿入し外耳道再建を行った（図 3-F）．

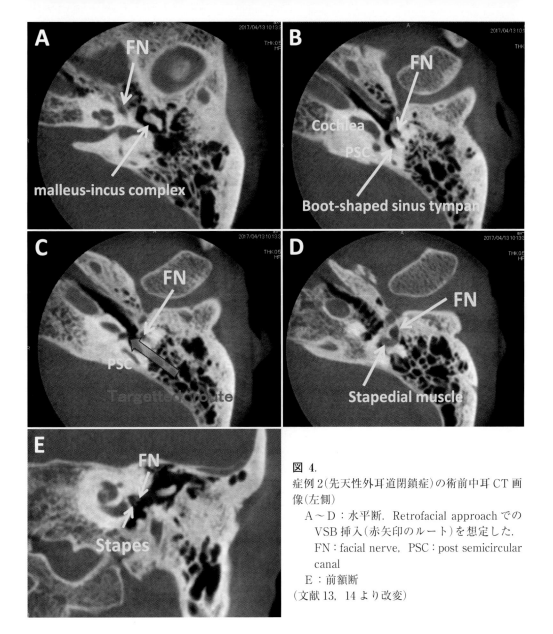

図 4.
症例 2(先天性外耳道閉鎖症)の術前中耳 CT 画像(左側)

A～D：水平断．Retrofacial approach での VSB 挿入(赤矢印のルート)を想定した．
FN：facial nerve，PSC：post semicircular canal
E：前額断
(文献 13，14 より改変)

2．術後経過

　術後は顔面神経麻痺などの合併症はなく，経過は順調であった．聴力閾値は 3 分法で 72 dB で，術前と比較して明らかな上昇はみられなかった．術後約 1 ヶ月後に VSB サウンドプロセッサーを装用して聴覚リハビリテーションを開始し，良好な装用感が得られている．VSB 装用下での音場閾値検査は，今後測定予定である．

両側鎖耳(症例 2)[13)14)]

症例：32 歳，男性

　両側の鎖耳があり，これまで 3 回(6，14，27 歳時)に右側の外耳道・耳介形成術を受けていた．右側に補聴器を装用しているが，外耳炎に伴う耳漏を繰り返すために使用の中断を余儀なくされていた．そこで，対側の左側に Baha や VSB について提示したところ，VSB 挿入術を希望された．術前の純音聴力検査は，日本耳科学会の人工中耳 VSB の適応基準を満たしていた(図 1-B)．一方，耳介形成術は希望されなかった．

　術前の中耳 CT では乳突洞の発育は比較的良好であるが，外耳道閉鎖に加えて耳小骨奇形(ツ

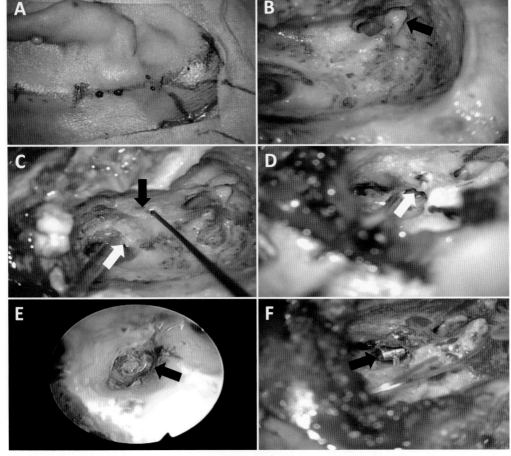

図 5. 症例 2 の手術アプローチ
A：皮膚切開
B：乳突削開後. ツチ・キヌタ複合体を確認した(矢印)
C：顔面神経(黒矢印)とその下方に走行するアブミ骨筋(白矢印)を同定
D：Retrofacial approch：アブミ骨筋線維を一部切除
E：内視鏡での視野. 蝸牛窓窩が観察できる(矢印)
F：カプラ付の振動子(FMT)を蝸牛窓膜に設置
(文献 13, 14 より改変)

チ・キヌタ複合体：malleus-incus complex)，な
らびに顔面神経垂直部の走行が前外側へ偏位する
所見がみられた(図4)．CTの三次元再構築画像で
も顔面神経の走行異常が確認され，蝸牛窓との位
置関係から retrofacial approach を選択する必要
があると考えられた．

Jahrsdoerfer[17]による CT 所見を用いた鎖耳の
grading system では 10 点満点中の 8 点であり，
聴力改善の手術適応範囲内(5 点以上)であった．
また，この system を改良して人工中耳の適応決
定のために提唱された Frenzel ら[18]による新たな
grading system では 16 点満点中の 12 点であった．

1. 手術アプローチ(図 5)

術前 CT などの検討で通常の facial recess から
のアプローチは困難と予想された(図4)．そこで
retrofacial approach を考慮にいれ，神経刺激装置
を使用下に VSB 挿入術を施行した．奇形耳介の
外側に皮膚切開をおき(図5-A)，乳突削開と上鼓
室開放でツチ・キヌタ複合体を確認したが(図5-
B)，可動性はみられなかった．顔面神経の前外側
への走行異常によってアブミ骨の確認は困難であ
り，また顔面神経窩からの蝸牛窓(RW)へのアプ
ローチも困難と考えられた(図5-C)．

そこで顔面神経の内側から後鼓室へのアプロー

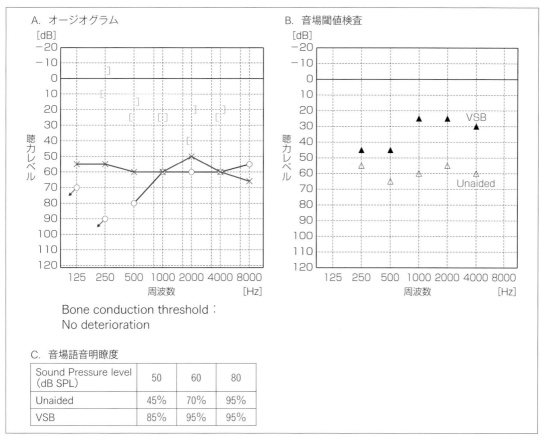

A. オージオグラム

B. 音場閾値検査

Bone conduction threshold：
No deterioration

C. 音場語音明瞭度

Sound Pressure level (dB SPL)	50	60	80
Unaided	45%	70%	95%
VSB	85%	95%	95%

図6 症例2の術後聴覚評価
（文献13，14より改変）

チを行った．この際，顔面神経垂直部の後方にアブミ骨筋線維があり，これを一部切除して蝸牛窓窩に到達した(図5-D, E)．蝸牛窓窩の骨のover-hangを除去して蝸牛窓膜を明視下におき，カプラ付の振動子(VSB VORP502；MED-EL, Innsbruck, Austria)を蝸牛窓窩と垂直に（できるだけ蝸牛窓膜に密着するよう）装着した(図5-F)．また，振動子が安定するように，採取した耳介軟骨片をその下方において固定した．

2．術後経過

術後は顔面神経麻痺などの合併症はなく，経過は順調であった．気道・骨導ともに術前と比較して閾値の上昇はみられなかった(図6-A)．術後約1ヶ月後にVSBサウンドプロセッサーを装用して聴覚リハビリテーションを開始した．VSB装用下での音場閾値検査では，裸耳と比較して特に1 kHz以上の中・高音域で改善がみられた(図6-B)．術後6週(VSB装用下)での音場語音明瞭度は著明に

改善し(図6-C)，日常生活でも良好な聴取能が得られている．また，初回手術から1年後に対側にもVSB挿入術を施行し，良好な経過を得ている．

まとめ

難聴で困っておられる患者を前にして，どのようなケースの場合に人工中耳の選択肢をお話しするかをVSBの適応基準と手引き，自験例を踏まえて概説した．本邦では2016年に保険収載されたばかりの比較的新しい医療機器であるが，既存の鼓室形成術や外耳道造設術などで改善が困難な伝音・混合性難聴者に対し，福音をもたらす可能性のある人工聴覚器である．臨床治験の段階ではVSBインプラントはMRI禁忌であったが，現在普及している機種(VORP503)では，1.5テスラのMRIは撮影可能とされている．一方，装用開始後の長期的な有効性に関しては，今後のさらなる知見の集積が必要と考えられる．

参考文献

1) Gan RZ, Wood MW, Ball GR, et al：Implantable hearing device performance measured by laser Doppler interferometry. Ear Nose Throat J, **76**：297-309, 1997.

2) Colletti V, Soli SD, Carner M, et al：Treatment of mixed hearing losses via implantation of a vibratory transducer on the round window. Int J Audiol, **45**：600-608, 2006.

3) 岩崎　聡：人工聴覚器の現状と将来—中耳手術の現状と将来．Otol Jpn, **26**：99-104, 2016.

4) 土井勝美，神崎　晶，熊川孝三ほか：VSB 国内臨床治験の有効性と安全性の評価．日耳鼻会報, **118**：1449-1458, 2015.
Summary　VSB の国内臨床治験における手術アプローチと術後評価が詳細に記述されている．

5) Iwasaki S, Usami SI, Takahashi H, et al：Round window application of an active middle ear implant：a comparison with hearing aid usage in Japan. Otol Neurotol, **38**：e145-e151, 2017.

6) 岩崎　聡，宇佐美真一，熊川孝三ほか：国内学術委員会人工感覚器ワーキンググループ報告人工中耳 VSB（Vibrant Soundbridge®）の手引き（マニュアル）．Otol Jpn, **26**：29-36, 2016.
Summary　VSB の開発経緯，有効性，安全性，適応，実施の際の基準が概説されている．

7) Dumon T：Vibrant soundbridge middle ear implant in otosclerosis：technique-indication. Adv Otorhinolaryngol, **65**：320-322, 2007.

8) Venail F, Lavieille JP, Meller R, et al：New perspectives for middle ear implants：first results in otosclerosis with mixed hearing loss. Laryngoscope, **117**：552-555, 2007.

9) Dejaco D, Riedl D, Gottfried T, et al：Modified-Power-Piston：Short-Incudial-Process-Vibroplasty and Simultaneous Stapedotomy in Otosclerosis. Otol Neurotol, **4**：292-300, 2019.

10) 岩崎　聡，高橋優宏：先天性外耳道閉鎖症に対する人工中耳手術：術式の選択とその手技について．Otol Jpn, **29**：39-43, 2019.

11) Schuknecht HF：Congenital aural atresia. Laryngoscope, **99**：908-917, 1989.

12) 松田圭二，東野哲也，神崎　晶ほか：伝音・混合性難聴に対する FMT 正円窓留置による Vibrant Soundbridge の効果．日耳鼻会報, **119**：37-45, 2016.

13) Ikeda R, Hidaka H, Murata T, et al：Vibrant Soundbridge implantation via a retrofacial approach in a patient with congenital aural atresia. Auris Nasus Larynx, **46**：204-209, 2019.

14) 日高浩史，池田怜吉，宮崎浩充ほか：鎖耳に対する人工中耳手術：正円窓アプローチの手技とその適応．Otol Jpn, **29**：113-118, 2019.

15) 小林俊光，佐藤利徳，矢野寿一ほか：迷路瘻孔の処理．MB ENT, **66**：115-120, 2006.

16) Ikeda R, Hidaka H, Murata T, et al：Location of the stapedius muscle with reference to the facial nerve in patients with unilateral congenital aural atresia：implication for active middle ear implants surgery. Acta Otolaryngol, 2020 Feb 18：1-5. doi：10.1080/00016489.2020.1725113.［Epub ahead of print］.
Summary　一側性鎖耳 9 症例において，側頭骨 CT 画像で顔面神経垂直部ならびにアブミ骨筋の走行を計測し，健側と比較検討．鎖耳の場合に顔面神経の前外側への偏位のため，アブミ骨筋は相対的に顔面神経の後方に位置する．

17) Jahrsdoerfer RA：Congenital atresia of the ear. Laryngoscope, **88**：1-48, 1978.

18) Frenzel H, Hanke F, Beltrame M, et al：Application of the Vibrant Soundbridge to unilateral osseous atresia cases. Laryngoscope, **119**：67-74, 2009.

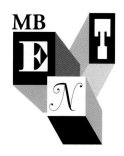

目の前の補聴器の患者に どのようなケースの場合， 人工内耳を勧めるか

鈴木大介[*1]　新田清一[*2]

Abstract　2017 年の人工内耳適応基準の改訂により，高度難聴まで適応が拡大されたことで患者の選択肢は広がったが，補聴器と人工内耳のどちらが適応に最適なのか，悩む場面が増えている．今回は重度難聴と高度難聴に分けて，人工内耳の適応について解説する．重度難聴で人工内耳を希望した患者は，9 割以上が補聴器装用下の最高語音明瞭度が 50% 以下であった．最高語音明瞭度が 60% を下回ると，日常会話で聴取困難をきたすとされており，「補聴器装用下の最高語音明瞭度が 50% 以下」の重度難聴例は人工内耳の良い適応となりうる．一方，高度難聴で人工内耳を希望した患者は，非良聴耳が重度難聴で補聴器による聴覚活用が困難な症例であった．全例が人工内耳で補聴器の成績を上回り，現在は Bimodal で両耳を活用している．適切に補聴器適合を図っても装用効果に満足が得られず，「非良聴耳が重度難聴で聴覚活用が困難」な高度難聴例には，非良聴耳への人工内耳が有力な選択肢となる．

Key words　補聴器(hearing aid)，人工内耳(cochlear implant)，高度難聴(severe hearing loss)，重度難聴(profound hearing loss)，適応患者(candidate)

はじめに

　人工中耳[1)]や軟骨伝導補聴器[2)]をはじめとして，臨床で使用できる人工聴覚機器の種類は近年増加している．人工内耳は 1994 年に保険収載され，補聴器では言語聴取困難となった重度感音難聴例にとって有力な選択肢となった．当時の成人人工内耳適応基準における聴力の項目は，「裸耳での聴力検査で平均聴力レベル(500 Hz，1000 Hz，2000 Hz)が 90 dB 以上の重度感音難聴」とされていたが，2017 年以降は，「平均聴力レベルが 70 dB 以上，90 dB 未満で，なおかつ適切な補聴器装用を行ったうえで，装用下の最高語音明瞭度が 50% 以下の高度感音難聴[3)]」が追加され，適応が拡大された．これにより高～重度感音難聴例の選択肢は広がったが，同時にどちらの機器を用いるのが適応に最適なのか悩む場面が増えている．今回は，

以前から適応であった重度感音難聴例と，新しく適応となった高度感音難聴例に分けて，人工内耳の適応について当科の症例を中心に解説する．

当科の補聴器による聴覚リハビリテーション（以下，聴覚リハ）の流れについて

　まず当科の補聴器による聴覚リハの流れについて解説する．当科では以下の流れで補聴器による聴覚リハ[4)]を行うことで，成人人工内耳適応基準の 1-ⅱ にある「適切な補聴器装用を行った上」という点を満たすよう留意している．補聴器による聴覚リハは，補聴器装用を希望した難聴患者全例を対象としており，3 ヶ月間の初期調整期間を設定し，その間は補聴器を貸し出している．最大限に聴覚活用を図るため，両耳装用を基本としている．患者には「初日から常時装用するように」[5)]と指導を行い，頻回に診察と調整を繰り返す．初回

[*1] Suzuki Daisuke，〒 321-0974 栃木県宇都宮市竹林町 911-1　済生会宇都宮病院耳鼻咽喉科
[*2] Shinden Seiichi，同，診療科長

装用時はハーフゲインの70%程度を目安として調整を行い，最終的には補聴器適合検査の指針(2010)[6]の必須検査項目を満たすよう適合を図っている．補聴器の購入と装用側の判断は，開始3ヶ月後に患者自身が決定する．人工内耳については開始3ヶ月後以降に補聴器装用効果に満足できず，さらなる言語聴取改善を希望する患者に対して選択肢として提示する．

当科の重度感音難聴例について

1．当科における補聴(補聴器および人工内耳)の結果

過去12年間に当科で補聴器による聴覚リハを施行した難聴患者は1,919例であった．このうち良聴耳の平均聴力レベル(4分法)が重度難聴(90 dB以上)であったのは63例，さらに感音難聴であったのは55例(0.3%)であった．これらの患者に対して聴覚リハを施行した結果，3ヶ月後に患者が選択した補聴器の装用側は両耳が30例(55%)，片耳が25例(45%)であった．片耳を選択した25例中15例は非良聴耳側が聾であり，残り10例も装用は試みたものの十分な装用効果が得られず，非良聴耳側への装用を断念した．装用下の最高語音明瞭度については，50%を超えたのが10例(18%)であり，8割超は50%以下であった．その後，人工内耳手術を希望したのは55例中29例(53%)であり，1例を除いて補聴器装用下の最高語音明瞭度が50%以下であった．結果として人工内耳装用下の最高語音明瞭度は59±25%(60±9.1 dBHL)となり，全例が術前の補聴器装用下の最高語音明瞭度を上回っていた．

2．重度感音難聴例の提示

補聴器と人工内耳の適応を検討するため，補聴器装用下の最高語音明瞭度が50%超の症例と50%以下の症例に分けて提示する．

1）症例1：32歳，男性(補聴器装用下の最高語音明瞭度50%超)

【主　訴】　両側難聴

【現病歴】　幼少期から難聴があり，前庭水管拡

大症の診断を受けた．徐々に聴力が悪化して，高校入学時から補聴器を着けるようになった．その後も聴力低下は徐々に進行し，2ヶ月前に左耳に補聴器装用をしても聴き取れなくなった．補聴器販売店から調整希望にて当科を紹介受診となった．

【初診時初見】　鼓膜所見は正常であったが，純音聴力検査では両側重度感音難聴(図1-a)を認めた．標準語音聴力検査では最高語音明瞭度が右35%(100 dBHL)，左15%(100 dBHL)であった．

【経　過】　持参した耳かけ型補聴器(耳栓：イヤモールド)の再調整を行ったが，音が少し大きくなったものの，聴き取りの改善はほとんど得られなかった．3ヶ月後の補聴器装用時閾値は，両側ともにハーフゲイン程度(図1-a：▲▲)となった．装用下の最高語音明瞭度は，右で65%(70 dBHL)，左は30%(80 dBHL)となった(図1-b：▲▲)．この時点における本人の訴えは，「1対1なら問題はないが，接客業であるため困ることが多い」とのことであった．本人が非良聴耳側への人工内耳手術を強く希望し，試行することになった．術後4年が経過した現在では，人工内耳単独で85%(60 dBHL)，Bimodalで95%(60 dBHL)となった(図1-b：▲▲)．本人としては，「仕事上で困ることはないので問題ないが，故障したときのことだけが心配」とのことであった．

2）症例2：76歳，女性(補聴器装用下の最高語音明瞭度50%以下)

【主　訴】　両側難聴

【現病歴】　数十年前から左耳の聴き取りが悪く，20年前に右急性感音難聴に罹患した．補聴器は試してみたものの，着けたくなかったのでそのままにしていた．3ヶ月前に左急性感音難聴に罹患し，入院加療を受けたが聴力は改善しなかった．補聴器装用を希望して当科を受診した．

【初診時初見】　鼓膜所見は正常であったが，純音聴力検査では両側重度感音難聴(図2-a)を認めた．標準語音聴力検査では最高語音明瞭度が右10%(100 dBHL)，左25%(100 dBHL)であった．

【経　過】　パワー型の耳かけ型補聴器(耳栓：

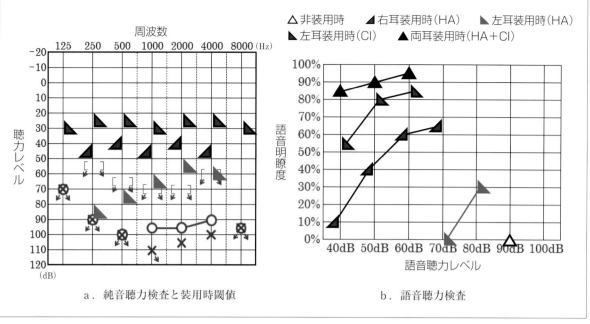

図 1. 症例 1 の検査結果

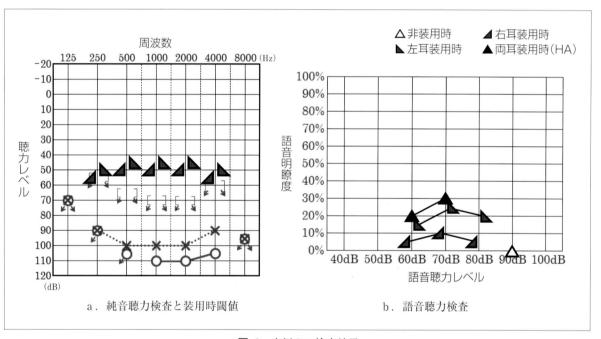

図 2. 症例 2 の検査結果

イヤモールド)を貸し出して,補聴器による聴覚リハを施行した.3ヶ月後の補聴器装用時閾値は,両側ともにハーフゲイン程度(図 2-a:◢◣)となり,片側・両側ともに 50％以下であった(図 2-b:◢◣▲).本人の訴えは,「聴き取れないことは多いけど,受診前に比べるととても良い」とのこと

であった.人工内耳手術の選択肢を提示したが,「手術が怖いのと家族の協力もあるのでこのままで良い」とのことであった.その後 10 年経過をみているが,近年は難聴が進行したため,コミュニケーションを図るうえで筆談の併用が必要となっている.

3. 重度感音難聴例における補聴器／人工内耳による聴覚活用

　重度感音難聴 55 例は，1 例を除いた全例で非装用時の最高語音明瞭度が 50% 以下であったが，10 例(18%)は装用時の最高語音明瞭度が 50% 超であった．この 10 例中で人工内耳を希望したのは 1 例(症例 1)のみであったことからも，重度感音難聴例であっても人工内耳を提示する際には，事前に必ず適切に補聴器による聴覚リハを行う重要性が再確認された．

　残り 45 例(82%)は補聴器装用下の最高語音明瞭度が 50% 以下であり，これらの症例のうち 2/3 が人工内耳手術を希望した．最高語音明瞭度が 60% を下回ると，日常会話で聴取困難をきたすとされている．そのため「補聴器装用下の最高語音明瞭度が 50% 以下」の症例は人工内耳の良い適応となりうる．

　一方，残り 1/3 の症例は人工内耳手術を希望しなかった．重度感音難聴例に対する補聴器装用は効果が乏しいことが多いが，補聴器装用により得られたメリットと人工内耳を装用することによるデメリットを比較した場合，補聴器を選択する患者は少なくない．しかし，この中には年齢や体力的な観点から，人工内耳手術を断念した症例が散見されたことと，症例 2 のように数年後に補聴器装用効果が得られにくくなり，日常会話で聴取困難をきたす症例も存在する．手術による侵襲や故障のリスクなどの人工内耳のデメリットは患者も理解しやすいが，人工内耳の装用効果や生活障害の改善の程度などは個人差が大きいと説明されているため，そのメリットや効果予測をすることは難しい部分がある．そのため，人工内耳装用者からこれらの情報提供を受ける機会を設け，年齢や将来的観点を考慮して人工内耳の適応をよく検討する必要がある．

当科の高度感音難聴例について

1. 当科における補聴(補聴器および人工内耳)の結果

　過去 12 年間に当科で補聴器による聴覚リハを施行した 1,919 例のうち，良聴耳の平均聴力レベル(4 分法)が高度難聴(70 dB 以上，90 dB 未満)であったのは 121 例(6.3%)，さらに感音難聴であったのは 92 例であった．高度感音難聴例における人工内耳の適応を検討する際には，良聴耳だけでなく非良聴耳の聴覚活用も重要となる．よって，非良聴耳の聴力レベルを考慮に入れると，良聴耳が高度感音難聴であった 92 例中，非良聴耳も高度感音難聴(以下，高度-高度群)であったのは 57 例(62%)，非良聴耳が重度感音難聴(以下，高度-重度群)であったのは 35 例(38%)であった．これらの患者に対して聴覚リハを施行した結果，3 ヶ月後に患者が選択した装用側は，高度-高度群では両耳が 50 例(88%)，片耳が 7 例(12%)であった．高度-重度群では両耳が 19 例(54%)，片耳が 16 例(46%)であったが，片耳の 16 例中 6 例は非良聴耳が聾であった．各群で装用下の最高語音明瞭度をみてみると，高度-高度群で 50% を超えたのは 40 例(70%)，50% 以下は 17 例(30%)であった．一方，高度-重度群で 50% を超えた症例と 50% 以下の症例の割合はおよそ半々であった．その後，人工内耳手術を希望したのは 92 例中 8 例(8.7%)であり，8 例全例が高度-重度群であった．この 8 例の術側はいずれも非良聴耳側であり，補聴器装用を試みたが装用効果が得られず非装用となっていた．結果として人工内耳装用下の最高語音明瞭度は 68±14%(58±6.6 dBHL)となり，全例が術前の補聴器装用時の補聴器装用下の最高語音明瞭度を上回っていた．

2. 高度感音難聴例の提示

　補聴器と人工内耳の適応を検討するため，補聴器装用下の最高語音明瞭度が 50% 前後の症例について，高度-高度群の 1 例と高度-重度群の 2 例を提示する．

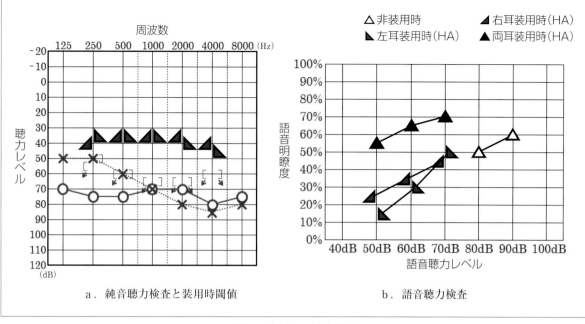

凡例

△ 非装用時　　▲ 右耳装用時（HA）
◣ 左耳装用時（HA）　▲ 両耳装用時（HA）

周波数

a．純音聴力検査と装用時閾値　　　　　b．語音聴力検査

図 3．症例 3 の検査結果

1）症例 3：82 歳，女性（高度-高度群，装用下の最高語音明瞭度 50％超）

【主　訴】　両側難聴

【現病歴】　聴き取りは 60 歳頃から徐々に悪化．右耳は幼少期に中耳炎を繰り返したことがあり，以前より左に比べると悪かった．でも，最近は同じくらいと感じている．補聴器は補聴器販売店で耳あな型を 2 年前に購入した．何度も調整には訪れたものの，一向に聴き取りは良くならなかった．所有している補聴器の調整を希望して当科を受診した．

【初診時初見】　鼓膜所見は明らかな異常はなかったが，純音聴力検査では両側高度感音難聴（図 3-a）を認めた．語音聴力検査では最高語音明瞭度が右 45％（100 dBHL），左 50％（90 dBHL）であった．

【経　過】　持参した耳あな型補聴器（カナル）を調整したが，両側ともに出力不足のため適合しなかった．そのため，パワー型の耳かけ型補聴器（耳栓：イヤモールド）に変更して補聴器による聴覚リハを施行した．3 ヶ月後の補聴器装用時閾値は，両側ともにハーフゲイン程度（図 3-a：▲◣）となった．装用下の最高語音明瞭度は，片側だとそれぞれ 50％以下（図 3-b：▲◣）であったが，両側

だと 70％（図 3-b：▲）となった．この時点における本人の訴えは，「片耳では聴き取れないことが多いけど，両耳ならば概ね大丈夫です」とのことであった．その後の経過は安定しており，騒音下でなければ聴き取れているとのことで，補聴器の両耳装用を継続している．

2）症例 4：79 歳，男性（高度-重度群，装用下の最高語音明瞭度 50％以下）

【主　訴】　両側難聴

【現病歴】　20 年前から徐々に難聴が進行してきている．10 数年前から補聴器を両耳に着けるようになり，それからは常時装用をしている．補聴器を着けても聴き取りづらいことが多く，日常会話でも不自由を感じることは多い．近医耳鼻咽喉科を受診したところ人工内耳を勧められて当科を紹介受診した．

【初診時初見】　標準純音聴力検査では，右高度感音難聴，左重度感音難聴（図 4-a）を認めた．標準語音聴力検査では最高語音明瞭度が右 15％（100 dBHL），左 0％（100 dBHL）であった．

【経　過】　持参した耳かけ型補聴器を確認したところ，十分に増幅が行われておらず調整の不適がみられた．また，イヤモールドの緩みが顕著であったため，イヤモールドの再作成をしたうえで

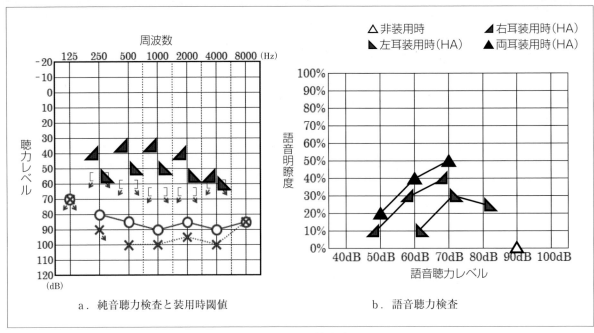

図 4. 症例 4 の検査結果

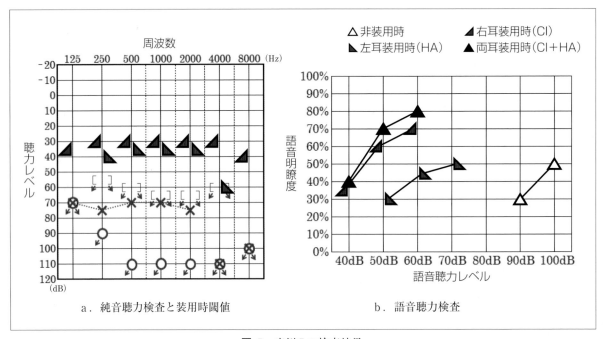

図 5. 症例 5 の検査結果

聴覚リハを施行した. 3ヶ月後の補聴器装用時閾値は, 両側ともにハーフゲイン程度(図4-a：◣◢) となった. 装用下の最高語音明瞭度は, 片耳ずつでは50％以下であったが, 両耳では50％(70 dBHL)となった(図4-b：▲). この時点における本人の訴えは,「対話は何とか聴き取れるものの,

集団や雑音の中になるときびしい. でもダメと思っていた左耳が意外に聴き取れるようになって驚いた」とのことであった. その後5年経過をみているが, 受診時と比べて聴き取りが良いという理由から, これからも補聴器で頑張っていきたいとのことであった.

3）症例5：77歳，女性（高度-重度群，装用下の最高語音明瞭度50％以下）

【主　訴】 両側難聴

【現病歴】 10数年前に右突発性難聴に罹患し，入院加療を行ったものの聴力改善は得られなかった．その後，徐々に左耳も低下し，日常会話で不自由する機会が増えた．6年前に補聴器販売店で，左耳に耳あな型補聴器を購入したが，あまり効果はなかった．所有している補聴器の調整を希望して当科を受診した．

【初診時初見】 標準純音聴力検査では左高度感音難聴，右重度感音難聴（図5-a）を認めた．

【経　過】 持参した耳あな型補聴器を調整したが，器種の出力不足から適合しなかった．そのため，パワー型の耳かけ型補聴器（耳栓：イヤモールド）に変更して聴覚リハを施行した．右耳にも補聴器を試したものの，音自体が聴き取れないということで中止した．3ヶ月後の補聴器装用時閾値はハーフゲイン程度（図5-a：▲）となった．装用下の最高語音明瞭度は，左50％（70 dBHL）であった（図5-b：▲）．この時点の本人の訴えは，「対話なら大丈夫だし，つらかった耳鳴もだいぶ改善した」とのことであった．その後，5年が経過した時点で，「対話は変わらず聴き取れるものの，複数名での会話で聴き取りにくいことと右側の耳鳴が気になる」という訴えがみられた．補聴器では聴覚活用ができなかった右耳に対して，人工内耳を提示したところ，本人と家族が強く希望したため，右人工内耳手術を施行した．現在では，人工内耳単独で70％（60 dBHL），Bimodalでは80％（60 dBHL）となった（図5-b：◢◣▲）．本人としては，「片方ずつでは不明瞭なことがあるが，両耳だとほぼ問題はなくなり，耳鳴もほとんど気にならなくなるのでとても良い」とのことであった．

3．高度感音難聴例における補聴器／人工内耳による聴覚活用

両側高度感音難聴例では，補聴器装用下の最高語音明瞭度が50％を超える症例が7割を占め，9割が両耳装用を選択した．この中には症例3のように片耳装用では最高語音明瞭度が50％以下であったものの，両耳装用になると50％を超える症例もみられ，この中に人工内耳を希望した症例は1例もいなかった．このように両側高度感音難聴例には，補聴器の両耳装用の良い適応となる症例が多く，まずは両耳装用を聴覚活用の基本と考えて，必ず少なくとも3ヶ月間は補聴器装用を試みる必要性がある．

一方，非良聴耳が重度感音難聴の症例では，約半数が補聴器装用下の最高語音明瞭度が50％以下であり，非良聴耳側に補聴器装用を試みたが，言語聴取に貢献しなかったという理由から，片耳装用を希望する例が多かった．しかし，中には症例4のように音量感や音の気づきなどをメリットとして捉え，結果的に両耳装用を選択する症例もみられた．個々の症例がどのような点に価値を見い出すかを予測することは難しいため，非良聴耳が聾である場合を除いて，補聴器の両耳装用により最大限に聴覚活用を図る意義は高いと考えらえた．

また，これらの症例がさらなる聴き取りの改善を希望した場合，聴力だけではなく家庭環境や社会環境，本人の希望や装用意欲などを総合して人工内耳の適応を検討することになる．ただ症例4のように近医から人工内耳目的で紹介された場合でも，補聴器の再適合を図ることでその装用効果に納得や満足が得られる症例が存在した．そのため，人工内耳の適応判断を行う際には，適切に補聴器による聴覚リハを行ってから実施すべきであることは言うまでもない．

結果として高度感音難聴例で人工内耳を希望したのは，症例5のように非良聴耳が重度感音難聴で，補聴器では聴覚活用が困難な症例であった．これらの症例は人工内耳を装用することで最高語音明瞭度は平均70％となり，全例が術前の補聴器装用下の最高語音明瞭度を上回っていた．人工内耳を希望した8例は，現在も全例がBimodalで装用を継続しており，2つの異なる補聴機器から効率的に効果を得て，両耳の聴覚活用をするに至っていた．よって高度感音難聴例では，「適切に補聴

器による聴覚リハを行っても，装用下の最高語音明瞭度が50％以下」かつ「非良聴耳が重度感音難聴で聴覚活用が困難」な症例に対しては，非良聴耳側への人工内耳は非常に有力な選択肢となることが示唆された．

参考文献

1) 土井勝美：人工聴覚機器の進歩―人工中耳―. 日耳鼻会報, **118**：801-806, 2015.

2) Nishimura T, Hosoi H, Saito O, et al：Cartilage conduction hearing aids for severe conduction hearing loss. Otol Neurotol, **39**：65-72, 2018.

3) 羽藤直人：成人人工内耳の新適応基準（2017年版）. 日耳鼻会報, **121**(8)：1114-1116, 2018.

4) 鈴木大介, 新田清一, 岡崎　宏ほか：当科補聴器外来における比較試聴システムの試み. Audiol Jpn, **57**：181-188, 2014.
   Summary 器種選択の方法に関する報告だが，補聴器による聴覚リハの流れやポイントについてが解説されている．

5) 岡崎　宏, 新田清一, 鈴木大介ほか：補聴器の初期調整時の装用時間と音に対する慣れの検討. Audiol Jpn, **57**：71-77, 2014.
   Summary 早期から長時間装用を促すことは，装用効果の実感や音に対する慣れに貢献し，補聴器の増幅も進めやすくなり，患者と調整者の双方のメリットとなる．

6) 真鍋敏毅, 神田幸彦, 白石君男ほか：補聴器適合検査の指針（2010）について. Audiol Jpn, **53**：708-726, 2010.

MB ENT, 248 : 79-86, 2020

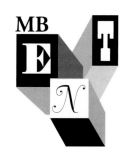

◆特集・補聴器・人工中耳・人工内耳・軟骨伝導補聴器─聞こえを取り戻す方法の比較─

軟骨伝導補聴器の開発とその後の進歩

下倉良太*

Abstract 軟骨伝導は耳軟骨の振動を介して内耳に音情報を伝える聴取経路であり，これまでの気導や骨導とは異なる音響的特徴を有している．耳軟骨に振動子を当てた際の聴取メカニズムを，直接気導経路，軟骨気導経路，軟骨骨導経路に区別して，どの経路がラウドネスや閾値に寄与するのか，音響計測，心理実験を行った．その結果，正常な耳介を持つ場合は，耳軟骨の振動が外耳道内に音を放射し，それを聴取する(軟骨気導経路)というメカニズムを明らかにし，外耳道閉鎖症の場合でも，軟性組織の振動により音が伝わることを明らかにした．また，軟骨伝導は，振動子の接触圧に応じて音量が大きく変化する，外耳道を開放しても低音が増幅できるなど，特徴的な音響特性を有している．これら聴取経路の特定と，音響特性に基づいて軟骨伝導応用機器の開発に取り組み，軟骨伝導補聴器は現在市販されている．その他，軟骨伝導スマートフォンや軟骨伝導イヤホンなど，その音響特性を活かしたデバイスの開発を進めている．

Key words 軟骨伝導(cartilage conduction)，音圧レベル(sound pressure level)，ラウドネス(loudness)，接触圧(application force)，方向感(lateralization)

軟骨伝導とは

　近年，振動スピーカなる加振器が人気を集めている．窓やテーブルなど，身の回りの面に加振器を接触させると，それ自体がスピーカとなって音楽を楽しめるという商品である．一般のラウドスピーカは，振動するボイスコイルが振動板に接触して音を発する．つまり，この振動板を身近な何かに置き換えたものが振動スピーカといえる．

　音を発するのに適した身近なものは何か？　なるべく耳に近ければ，小さな振動でも聞こえる．左右に1つずつあり，頭部とともに移動すればステレオ効果も得られる．そんな都合のいいもの，それが耳軟骨である．この軟骨伝導は，細井(奈良県立医科大学)が2004年に，耳軟骨に音声情報を含む振動を与えると気導や骨導と同程度に音声情報が明瞭に内耳に伝えられることを発見したこと，ならびにこの現象から導き出される応用製品

(電話機，補聴器など)について特許に記載したことが端緒となった[1)2)]．このように2004年の時点で現象は確認されたものの，その聴取メカニズムに関しては科学的根拠に乏しく，これから述べる学術研究へと発展していった．

　軟骨伝導研究は，聴取経路を分類することから始まった(図1)．振動子を耳介に当てることを想像すると，まず振動子自体が音を発するので，その空気伝搬音を聞いている可能性がある(直接気導経路)．続いて振動子の振動が耳軟骨に伝搬し，耳軟骨が音源となって音を発する可能性がある(軟骨気導経路)．はたまた耳軟骨の振動が鼓膜を経由せず，頭蓋骨の振動を介して直接内耳に伝わる可能性もある(軟骨骨導経路)．我々は軟骨伝導聴取経路をこの3つに限定し，どの経路が最も聴取に働くのか明らかにすることを目的に定めた．

1．耳介への振動伝搬

　まず振動媒体が本当に耳軟骨であるのか？　軟

---

* Shimokura Ryota，〒560-8531　大阪府豊中市待兼山町1-3　大阪大学大学院基礎工学研究科，准教授

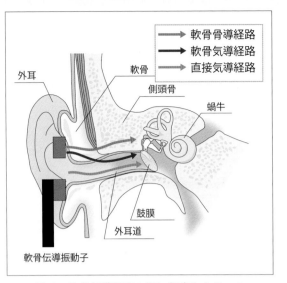

図 1. 軟骨伝導研究の際に仮定した 3 つの
伝導経路

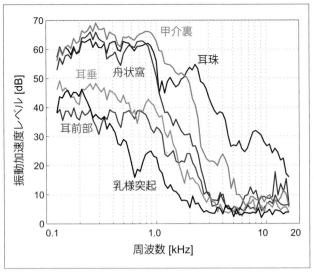

図 2. 外耳道入口部を加振した場合の耳介, その周辺 6 点
の振動加速度レベル

骨伝導という名称をも左右するこの問題から入り
たい. 装用部がリング状をした圧電型振動子を外
耳道入口部に置き, 耳介とその周辺部 6 点での振
動伝搬特性を振動加速度ピックアップ(type
4375：Brüel & Kjær)で順次計測した(図 2)[3]. そ
の結果, 耳珠, 舟状窩, 甲介裏という軟骨上では
振動が大きく, 耳垂, 耳前部, 乳様突起といった
脂肪, 骨部上では振動が小さいことから, 耳軟骨
の振動がその後の聴取に大きくかかわると理解で
きる. 耳軟骨は外耳道まで及んでいるため, それ
ら全体が振動していると考えられる. また, 1
kHz 以下の低周波数帯域で振動が大きいことも特
徴である. これは耳軟骨の質量や耳介の形状がか
かわっている. つまり, 振動板となる軟骨がより
軽量であれば, より高い周波数帯域も出力可能で
ある.

2．外耳道への音響放射

振動子によって耳軟骨が優位に加振されること
がわかり, 次に外耳道内に発生する音圧レベルを
プローブマイクロフォン(type 4182：Brüel &
Kjær)で計測する[4]. プローブ先端にゴムチュー
ブを取り付け, チューブの先端が被験者(3 人)の
外耳道開口部から 15 mm の位置にくるよう挿入
し計測を行った. 先のリング状振動子を外耳道入
口部に装用した状態(接触条件)と, 7〜10 mm 離
した状態(非接触条件)で外耳道内音圧レベルを計

測した. つまり, 接触条件では直接気導経路と軟
骨気導経路, 非接触条件では直接気導経路のみが
音圧レベルに反映される. 計測の結果, 接触条件
で外耳道内音圧レベルが 25.5 dB 上昇することが
明らかとなった(図 3). 特に, 1 kHz 以下の低周
波帯域ではその傾向が強く, 最大で 50 dB の上昇
がみられた. この特徴的な低周波帯域の増幅は,
耳軟骨の振動特性(図 2)とよく似ており, 外耳道
内音圧レベルは軟骨気導経路に寄るものと判明し
た.

3．軟骨伝導音のラウドネス・聴力閾値

さて, 外耳道内で発生したこの音は, 知覚に影
響を与えるのであろうか？ かねてよりこの軟骨
伝導音は, 気導・骨導, どちらの聴取経路をた
どって知覚されるのか, という疑問があった. 特
に, 軟骨伝導という名称から, 骨導の一種と思わ
れることが多かった. それを明確にするために,
ここからは物理計測だけでなく心理実験が必要と
なる.

被験者(5 人)に, 左耳に軟骨伝導振動子, 右耳
にイヤホン(Eartone 3A, 3M Company E-A-R)
を装用し, 左耳から軟骨伝導音, 右耳から気導音
を提示する[4]. 提示されるのは純音(250 Hz〜8
kHz の 1/3 octave-step)で, 被験者は手元のボタ
ンで聴取耳をスイッチできる. 左右のラウドネス
(音の大きさ)が同等となるよう, イヤホン, つま

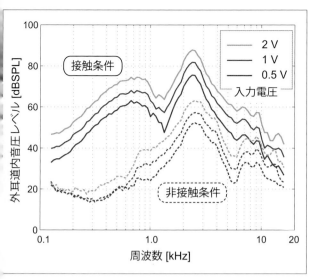

図 3. 接触条件(実線)と非接触条件(点線)における外耳道内音圧レベル

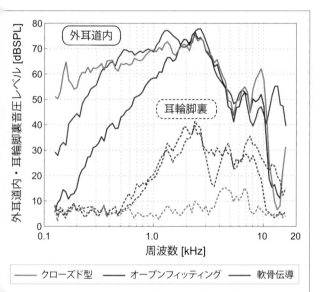

図 5. 外耳道内(実線)と耳輪脚裏(点線)での音圧レベル

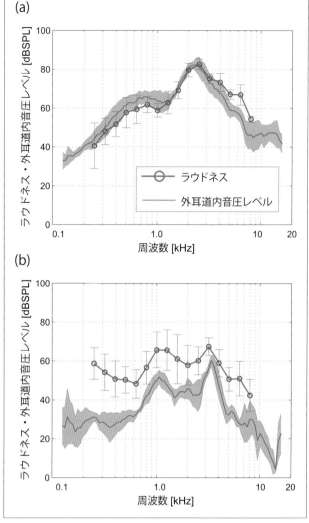

図 4. (a)軟骨伝導と(b)骨導のラウドネス(○)と外耳道内音圧レベル(青実線)
ただし,エラーバーはラウドネスの,青実線周囲の影は音圧レベルの標準偏差を示す

り気導音の音量を調節し,決定後,人工耳(HATS 4128, Brüel & Kjær)の計測値から軟骨伝導音の等ラウドネス音圧レベルを定めた(図4-a).比較のため,骨導音の等ラウドネス音圧レベルも,左側乳様突起に骨導受話器(BR41, Rion)を当てて定めた(図4-b).骨導聴力の場合(図4-b),外耳道内に発生した音圧レベルよりもラウドネスのほうが有意に高く,外耳伝音以外のルート(いわゆる骨導)の寄与が高い.一方,軟骨伝導聴力は外耳道内音圧レベルと概ね一致しており(図4-a),軟

骨気導経路が軟骨伝導聴力に最も寄与していることがわかった.その他,軟骨伝導音の聴力閾値を調べる研究でも,軟骨気導経路の聴力における優位性が示された[5)6)].

4. 軟骨伝導音の音響的特徴(音漏れ・接触圧・方向感)

正常耳の場合,軟骨気導経路(図1:赤→)が聴取ルートだと判明した後,この軟骨伝導音の音響的特徴を探る研究が始まった.まず調べたのは軟骨伝導音の音漏れ評価である[3)].耳軟骨の振動が

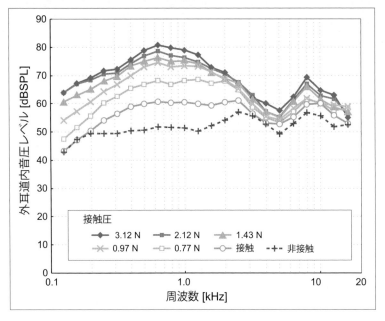

図 6.
耳珠に段階的な接触圧で振動子を押し
当てた場合の外耳道内音圧レベル
ただし,非接触(+)を含む

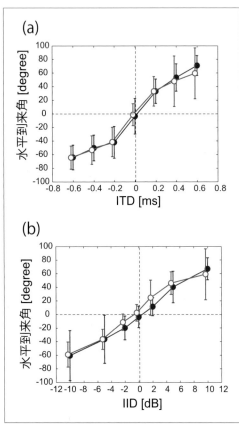

図 7. (a)両耳間時間差(ITD)と(b)両耳間
強度差(IID)を変化させた場合の知覚さ
れる水平到来角(●:軟骨伝導音,○:
気導音)
ただし,信号は男性スピーチを使用

外耳道内に音源を作る軟骨伝導音は,音漏れが少ないと仮説を立て,外耳道内音圧レベルと,耳輪脚の裏,つまり補聴器マイク位置での音圧レベルの比較を行った(図5).計測に使用したのはプローブマイクロフォン(type 4182:Brüel & Kjær)である.一般的なクローズド型のイヤモールドと比べると,軟骨伝導音は耳裏の音漏れを観察するが,イヤモールドに開口を持つオープンフィッティングイヤモールドと比較すると,1kHz以下の帯域でより高い増幅効果が確認できる.オープンフィッティング補聴器は低周波帯域の増幅が難しいが,軟骨伝導補聴器であればハウリングを抑えながら増幅できる可能性が示せた.

　続いて,軟骨伝導振動子の接触圧と外耳道内音圧レベルとの関係について紹介する[4].骨導補聴器は,乳様突起に5N程度で骨導受話器を圧着させる必要があるため,長時間装用すると痛みを伴う.それでは軟骨伝導振動子はどの程度の接触圧で聞こえるのか? 振動子の接触位置を耳珠と定め,非接触,軽い接触,5段階の接触圧という7条件で外耳道内音圧レベルを計測した(図6).軟骨伝導音は,振動子が軽く耳珠に触れるだけで発生し,0.97Nまでは34dB/Nで大きく増幅する.さらに接触圧を上げると,耳珠が折り畳まれ外耳道開口部を塞ぎ,2.5dB/Nの割合で緩やかに上昇する.この結果から,軟骨伝導音は,1N未満

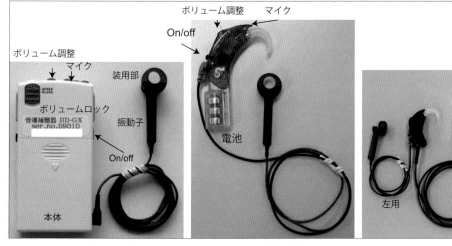

a．ポケット型　　　　　　b．耳かけ型　　　　　　c．両耳型

図 8．軟骨伝導補聴器試作機

という小さな接触圧で大きな補聴効果が得られることを示せた．このことは，軟骨伝導補聴器の快適な装用感に繋がっている[7]．

　最後に，軟骨伝導音から得られる方向感について説明する[3]．音の方向感は，左右耳に到達する音の時間差(interaural time difference；ITD)と強度差(interaural intensity difference；IID)によって得られる．そこで軟骨伝導振動子を左右の耳に装用し，ITD と IID を変化させながら，方向感を特定する心理実験を行った．被験者は正常耳，正常聴力を持つ 7 人で，半円白地図上に水平到来方向をプロットする投影法によって行った．その結果(図7)，ITD・IID を変化させた両条件において，気導音と同等の方向感が得られることがわかり，軟骨伝導補聴器によって両耳聴効果が得られることを示せた．

5．外耳道閉鎖耳への適応

　以上で述べた軟骨伝導に関する種々の研究は，すべて正常な外耳を前提としている．一方で，外耳道が閉塞する外耳道閉鎖症患者に対しても，軟骨伝導は高い補聴効果があることを報告している[8]．軟性の外耳道閉鎖症患者(6 人)に対し，軟骨伝導と骨伝導(骨導受話器を乳様突起に圧着)で純音を聞かせたところ，4 人の患者で 500 Hz と 1 kHz の純音に対して軟骨伝導聴力が有意に優れていた．CT で患者の外耳道を確認すると，この 4 人の患者は外耳道を埋める軟組織と耳小骨に癒着

が認められ，一貫した伝導ルートが軟骨伝導聴力に寄与することが判明した．軟骨伝導聴力の有意な上昇を確認したのが 1 kHz 以下の軟骨振動帯域であることから，外耳道を埋める軟組織も耳軟骨と同期して振動していることが伺える．現在市販される軟骨伝導補聴器は，この外耳道閉鎖耳への適応である．前述の軟性閉鎖だけでなく，骨性閉鎖においても骨導補聴器と同等の補聴効果を認めており[9]，外耳道閉鎖耳の聴取ルート解明にはさらなる研究が必要である．

軟骨伝導振動子の開発

　振動子の駆動メカニズムには圧電型と電磁型がある．圧電型は，薄い圧電セラミック 2 枚の間に薄い金属板のような弾性体を挟んだ構造をしており，電圧印加に応じてこの 3 層が屈曲振動を行う．一方，電磁型は，印加したコイルの磁力をマグネットに伝え，アーマチャーを振動させる．我々研究チームは，まず圧電型軟骨伝導振動子を開発し，その後，電磁型軟骨伝導振動子へと改良した．冒頭で述べたリング状振動子は圧電型であり，軟骨伝導に関するほとんどの学術論文は，この圧電型振動子を用いた結果となる．また，現在市販されている軟骨伝導補聴器は，改良後の電磁型振動子を採用している．

1．圧電型軟骨伝導振動子

　圧電型振動子にリング状の装用部を接着して，

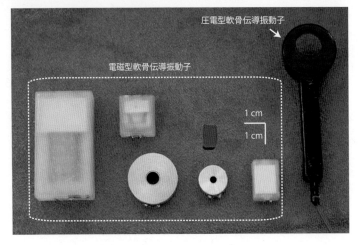

図 9.
圧電型・電磁型軟骨伝導振動子

最初の軟骨伝導振動子が開発された[10]．振動子の構造・材料・被覆部など様々な検証が行われ，装用が容易，音響特性が比較的平坦という観点から，リング状振動子を採用し，世界初のポケット型軟骨伝導補聴器(HD-GX)を試作した(図8-a)．ボリューム可変幅は約 15 dB，消費電流は約 13 mA，使用電池はアルカリ乾電池単4型3本，さらにハウリング抑制機能を付した．

続いて，HD-GX の小型化，装用性向上を目的に，耳かけ型軟骨伝導補聴器(HD-GX2)を試作した(図8-b)．大きな変更点は，補聴器本体内のデジタル信号処理を詳細に調整できることと，電源を小型の空気亜鉛電池にしたことである．その後，軟骨伝導音で両耳聴効果が得られるという研究成果を受け，両耳型軟骨伝導補聴器(HD-GX3)を試作した(図8-c)．HD-GX2 の電池ホルダーを取り除き，配線でリチウムイオン充電池に繋ぐよう工夫した．この工夫で補聴器本体が軽量になり，より装用感は向上した．

2．電磁型軟骨伝導振動子

このように補聴器の試作を続ける中で，圧電型振動子は，昇圧回路による大きな消費電力，振動子の小型化が困難という2つの壁にぶつかった．これら2つの問題を解決するため，我々は電磁型軟骨伝導振動子の開発に着手する(図9)．60 mW の電力を消費し，3 V 以上の電圧供給を必要とする圧電型振動子は，先述のとおり補聴器本体を大きくする他，頻繁な電池交換が日常使いの妨げになっていた．一方で，電磁型振動子は1 V 程度の

電圧で駆動できるので，従来の気導補聴器と同等の電池寿命となる．また，従来の電磁型振動子の構造を改良することによって長辺1 cm 程度まで小型化を実現した[11)12)]．

この電磁型軟骨伝導振動子を用い，奈良県立医科大学で臨床試験を実施し，2017 年7月に厚生労働省から医療機器製造販売承認を受け，同年11月から外耳道閉鎖症適応を中心とし軟骨伝導補聴器の販売が始まった．

軟骨伝導応用機器

現在市販されている軟骨伝導補聴器の他に，軟骨伝導という技術は様々な音響デバイスに応用が可能である．この項ではこれまで開発した軟骨伝導応用機器を紹介し，最後に今後の課題について述べて終わりとする．

1．軟骨伝導補聴器

市販されている軟骨伝導補聴器(HB-J1CC)は，外耳道閉鎖症，外耳道狭窄症がメインの適応となる(図10-a)[9)]．フィッティングして効果を確認した後，残存する装用者の外耳道の耳型を取り，それに合わせて振動子の被覆部を作成して完成となる．現在は約70施設で軟骨伝導補聴器を取り扱っている(詳しくは次項で示す)．

伝音性難聴以外に適応を広げることも考えており，その1つの可能性が次世代型オープンフィッティング補聴器である．先述のように軟骨伝導補聴器は外耳道を開放しても低音増幅が可能である．この特徴を活かし，軽度・中等度難聴者を対

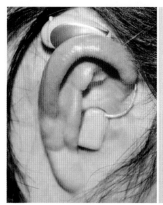

a．軟骨伝導補聴器

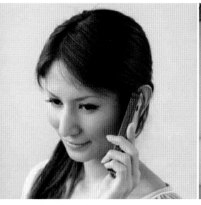

b．軟骨伝導スマートフォン

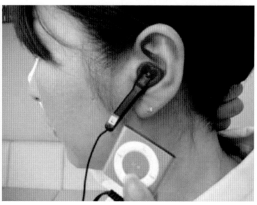

c：軟骨伝導イヤホン

図 10．軟骨伝導応用機器

象に装用していたことを忘れるような，装用感に優れた補聴器の開発に取り組む．

2．軟骨伝導スマートフォン

本体隅角部に振動子を搭載し，その隅角部を耳珠に押し当てて会話を行う軟骨伝導スマートフォンを試作した(図 10-b)[13]．最大の特徴は接触圧による音量調整である．先述のように接触圧を上げると，外耳道内音圧レベルが上昇する，軟骨伝導特有の現象を活かしたアイディアである．一般のスマートフォンだと，相手の声が聞きとりにくい場合，ボタン操作で音量を上げる必要がある．しかし，軟骨伝導スマートフォンは強く押し当てると音量が上昇し，耳珠を折り畳んで外耳道開口部を塞げば，外部からの騒音も遮蔽し，騒音レベル80 dB を超える劣悪な聴取環境でも明瞭に相手の言葉を聴き取れる[14]．

3．軟骨伝導イヤホン

リング状振動子を使って外耳道を開放したまま音楽を聴き，ステレオ効果も得られる軟骨伝導イヤホンの開発も行っている(図 10-c)．近年，イヤホンをして自転車を運転し，車両や歩行者の接近に気づかず交通事故に発展するケースが増えており，自治体によっては条例で規制する動きがある．この問題に対し，軟骨伝導イヤホンなら音楽聴取と環境音の聴取を両立させる可能性がある．

また，アクティブノイズコントロール(ANC)を搭載した軟骨伝導イヤホンも研究している[15]．従来の ANC ヘッドホンは，外耳道を完全に塞ぎ，一切の環境音を遮蔽する仕様になっているが，軟骨伝導イヤホンに ANC を応用したら，外耳道を開放したまま，騒音のみを遮蔽するという，聴取音の選択性が生まれる．外耳道の中で騒音を相殺させる発想は，耳栓以外の遮音方法を提供できる．

4．今後の課題

このように軟骨伝導応用機器が広く普及すると，その出力評価が必要となる．たとえば，気導補聴器でいえば，人工耳を搭載したマネキン(head and torso simulator；HATS)による出力値がそれに当たると国際的に規定される[16]．リング状の軟骨伝導振動子を HATS に装用させ音圧レベルを計測した場合，実際の人で計測した値から，特に1 kHz 以下の低周波数帯域で乖離する[17]．この帯域は，先述のとおり耳軟骨の振動帯域に相当しており，それが正確に表現できないということは，軟骨伝導の出力を評価するのに不適切である．現在，軟骨伝導音を正しく計測できる器具と手法の研究を行っており，より安全に軟骨伝導製品をお使いいただくため，国際的に規格化することも視野に入れて活動を継続している．

参考文献

1) 細井裕司ほか：受話器．特願 2004-166644. 2004a.
2) 細井裕司ほか：骨伝導スピーカの使用方法及び骨伝導受話器装置の使用方法．特願 2004-332969．特許番号 4541111.2004b.
3) Shimokura R, Hosoi H, Iwakura T, et al：Development of monaural and binaural behind-the-ear cartilage conduction hearing aids. Applied

Acoustics, **74**：1234-1240, 2013.

   Summary 耳介裏への音漏れが比較的少なく外耳道内に低音増幅できることから耳かけ型軟骨伝導補聴器，音の方向感を得られることから両耳型軟骨伝導補聴器を開発した.

4) Shimokura R, Hosoi H, Nishimura T, et al：Cartilage conduction hearing. J Acoust Soc Am, **135**：1959-1966, 2014.

5) Nishimura T, Hosoi H, Saito O, et al：Is cartilage conduction classified into air or bone conduction? Laryngoscope, **124**：1214-1219, 2014.

   Summary 気導・骨導・軟骨伝導で耳栓有・無の条件で健聴者の閾値計測を行い，軟骨気導音が閾値決定に有意であることを証明した.

6) Nishimura T, Hosoi H, Saito O, et al：Cartilage conduction is characterized by vibrations of the cartilaginous portion of the ear canal. PLoS One, **10**：e0120135, 2015.

7) 下倉良太，細井裕司，西村忠己ほか：質問紙を用いた軟骨伝導補聴器の自己評価．Audiol Jpn, **60**：168-176, 2017.

   Summary 軟骨伝導補聴器の臨床研究を行う9人の被験者に質問紙調査を行い，両耳聴効果による音の方向感が得られる，長時間装用し続けられるという回答を得た.

8) Morimoto C, Nishimura T, Hosoi H, et al：Sound transmission by cartilage conduction in ear with fibrotic aural atresia. J Rehabil Res Dev, **51**：325-332, 2014.

9) Nishimura T, Hosoi H, Saito O, et al：Cartilage Conduction Hearing Aids for Severe Conduction Hearing Loss. Otol Neurotol, **39**：65-72, 2018.

10) Hosoi H, Yanai S, Nishimura T, et al：Development of cartilage conduction hearing aid. Arc Mater Sci Eng, **42**：104-110, 2010.

11) 岩倉行志ほか：電気機械変換器及び電気音響変換器．特開 2014-179948. 2014.

12) 岩倉行志ほか：電気機械変換器及び電気音響変換器．特開 2015-139041. 2015.

13) Tanaka M：Application of cartilage conduction to smart-phone. Proceedings of the 20th International Federation of Oto-Rhino-Laryngological Societies (IFOS) World congress：No. ME72805, 2013.

14) Shimokura R, Hosoi H, Nishimura T, et al：Intelligibility of cartilage conduction speech in environmental noises. Proc. of the 11th International Congress on Noise as a Public Health Problem：Team2 Plenary ID2_2, 2014.

15) Otani J, Shimokura R, Iiguni Y, et al：Implementation of active noise control on cartilage conduction hearing devices. Proc of 9th International Symposium on Temporal Design：80-83, 2019.

16) IEC 60318-7：Electroacoustics—Simulations of human head and ear—Part 7：Head and torso simulator for the measurement of hearing aids, International Electrotechnical Commission, 2011.

17) Shimokura R, Hosoi H, Nishimura T, et al：Simulating cartilage conduction sound to estimate the sound pressure level in the external auditory canal. J Sound Vib, **335**：261-268, 2015.

   Summary 軟骨伝導模擬のためウレタン製外耳道モデルを作成し，音圧レベル計測を行ったところ，1 kHz 以下の帯域で実頭計測に整合する結果を得た.

MB ENT, 248 : 87-92, 2020

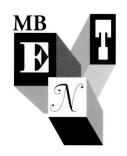

◆特集・補聴器・人工中耳・人工内耳・軟骨伝導補聴器─聞こえを取り戻す方法の比較─

軟骨伝導補聴器と従来の補聴器との違い，目の前の患者に勧めるコツ

西村忠己*

Abstract 軟骨伝導補聴器は，気導，骨導とは異なる軟骨伝導を用いた新しい補聴器である．特に，外耳道閉鎖症など通常の気導補聴器が装用できない，あるいは十分な効果が得られない症例でも装用することが可能で，装用感，審美性，安定性に優れ，手術が不要であるなどの特徴がある．臨床試験では参加した両側外耳道閉鎖症の 90％以上が装用継続を希望，一般的に有効な手段が乏しい片側外耳道閉鎖症でも 90％以上が装用継続を希望するなど優れた効果を示した．一方，感音難聴に対してはこれまで外耳道閉鎖症などを主な対象として開発が進められた経緯もあり，十分な検討が行われていない．今後，軟骨伝導を利用したオープンイヤフィッティングが可能な補聴器など，気導とは異なる特徴を生かした新しい補聴器の開発が期待される．なお，軟骨伝導補聴器の効果は，そのフィッティングに大きな影響を受ける．現時点では取扱医療機関でのみフィッティングが可能である．

Key words 外耳道閉鎖症(aural atresia)，外耳道狭窄症(stenosis of the ear canal)，骨導補聴器(bone conduction hearing aid)，BAHA(bone anchored hearing aid)，伝音難聴(conductive hearing loss)

軟骨伝導補聴器とは

　軟骨伝導補聴器は気導，骨導とは異なる特徴を持つ軟骨伝導を用いた補聴器である．振動子を軟骨に接触させて音を伝えるが，このときの音の伝導は，理論的には前稿で示されるように主に直接気導経路，軟骨骨導経路と軟骨気導経路が影響する[1)2)]．各伝導経路の寄与度については，正常耳では気導，骨導で有意な働きをしない軟骨気導経路が音の伝導に大きな役割を果たすが，音の周波数により変化し，また外耳，中耳の状態で大きな影響を受けるため単純化することは難しい．その伝導様式を含め，従来の気導，骨導補聴器とは異なり，その特徴を生かすことができれば従来の補聴器以上のメリットが得られる例も存在する．特に，メリットが大きいのは外耳道閉鎖症での補聴である[3)]．

現在市販されている軟骨伝導補聴器

　現在発売されている軟骨伝導補聴器は HB-J1CC(リオン株式会社，国分寺，日本)の一機種で図 1 に示す．本体と振動子からなる耳かけ型の補聴器で，臨床試験を経て 2017 年 11 月に発売となった．大きさは気導補聴器の小型の耳かけ型である RIC(receiver in the canal)タイプに近い．本体の構造は基本的に従来の気導補聴器と同じであり，出力部は軟骨に効率的に振動が伝えることができるように開発された 11.9×7.8×4.7 mm の振動子が内蔵されており，その重さは約 1.4 g である．本体と振動子は電力を供給するコードでつながれている．実際に装用して使うためには，振動子を耳の形状に合わせて加工する．加工法の違いから図 1 に示すイヤチップ埋め込みタイプ，イヤチップ貼り付けタイプ，単体タイプの 3 タイプ

* Nishimura Tadashi，〒 634-8522 奈良県橿原市四条町 840　奈良県立医科大学耳鼻咽喉・頭頸部外科学，講師

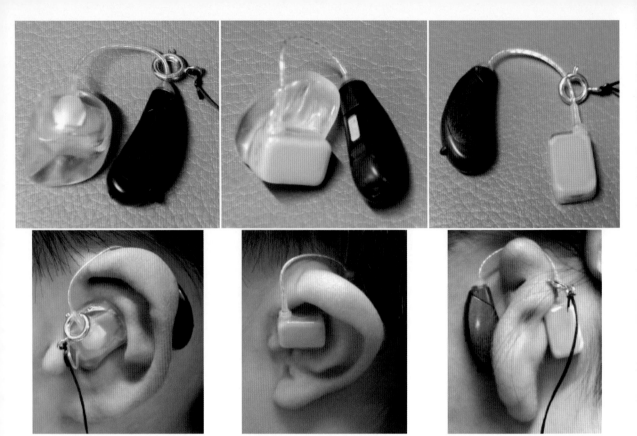

図 1. 軟骨伝導補聴器と装用図
　左から順にイヤチップ埋め込みタイプ，イヤチップ貼り付けタイプ，単体タイプの軟骨伝導補聴器と
その装用図を示す

に分かれており，どのタイプにするかを予め選択する．イヤチップ埋め込みタイプは，耳型を採取し作られたイヤチップの中に振動子が埋め込まれている．正常耳の耳甲介腔のように外耳道入口部の凹みが十分広く振動子を内部に納めることができるときに選択される．軟骨伝導補聴器のニーズが高い外耳道閉鎖症では小耳症を合併していることが多く，イヤチップ埋め込みタイプが適応できない例も少なくない．凹みに振動子が納まらないときは，その凹みに嵌まる形のイヤチップを作成しそれを振動子に貼り付け装着するイヤチップ貼り付けタイプが選択される．しかし，凹みが浅い，狭いなどの問題で振動子を安定して固定できないときや，外耳道が完全に閉鎖し凹みがないときは，振動子そのもの（単体タイプ）を貼り付けて装用することになる．振動子の形状，固定位置，固定状態はその効果に大きな影響を与え，この振動子の作製と固定法の選択が補聴器の効果を決定するといっても過言ではない．不適切であると十分な効果が得られないため細心の注意を払う必要がある．

外耳道閉鎖症における有用性

　外耳道閉鎖症の発生頻度は約10万人に1人程度といわれている．外耳道が閉鎖しているため通常の気導補聴器が装用できない，あるいは効果が不十分となる．このため，従来は骨導補聴器で対応されることが多かった．骨導補聴器は十分な装用効果を得るため振動子をヘッドバンドを用いて乳突部などに圧迫して使用する．圧着固定するため装着部の痛み，発赤，炎症，びらん，凹みの原因となり[4]，長時間装用することが難しい例もある．また，ヘッドバンドを用いる固定は審美性問題や，装用した状態で運動をするとヘッドバンドがずれてしまうなど安定性の問題もある．骨導補聴器以外の方法として埋め込み型骨導補聴器（BAHA）や人工中耳などの選択肢もある．ヘッド

表 1. 外耳道閉鎖症における各補聴器の違い

	骨導補聴器	BAHA	軟骨伝導補聴器
ヘッドバンド	要	不要	不要
手術	不要	要	不要
両耳装用	可	適応なし	可
片側外耳道閉鎖症での効果	△ 装用に伴うデメリットあり	適応なし	○
その他デメリット	圧着固定に伴うトラブル	感染のリスク 再手術のリスク	小耳症では両面テープ固定が必要な例あり

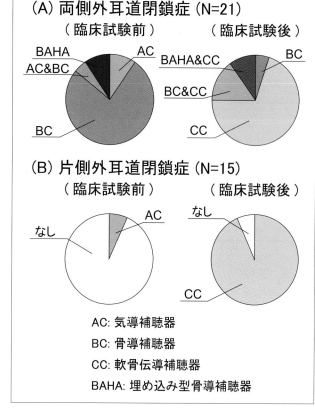

図 2.
軟骨伝導補聴器の臨床試験の結果
軟骨伝導補聴器の臨床試験の両側外耳道閉鎖症(A),
片側外耳道閉鎖症(B)での結果を示す. 両側外耳道閉鎖
症では骨導補聴器を使用していた症例が多かったが,
その大部分は骨導補聴器をやめ軟骨伝導補聴器装用の
継続を希望した. 片側外耳道閉鎖症では, ほぼ全例補聴
器を使用していなかったが, 1例を除き軟骨伝導補聴器
の装用継続を希望した
(文献3, 図2より改変)

バンドが不要であるので装着に伴う問題は解決するが, 手術が必要である. BAHA に関しては手術の適応に関する制限(両側性, 手術は片側のみ可能)があり, またインプラントと呼ばれるネジが頭蓋骨に埋め込まれ補聴器を固定する部分が外部に出ており, その部位の感染や肉芽の増殖などのトラブルのリスクがある[5)6)].

軟骨伝導補聴器は振動で音を伝えるため外耳道閉鎖症でも効果がある. 骨導補聴器との大きな違いは, 振動子が小型軽量であるため, 軟骨の弾性を利用して固定することができる. また, 小耳症などのため挿入固定が難しい例では, 両面テープを使用することで長時間安定して固定することができ, 固定のためのヘッドバンドが不要である. このため, 骨導補聴器で問題となる固定に伴うトラブルを回避することができ, 装用感, 審美性に優れている. さらに, 装用するために外科的な治療が不要であることも大きな特徴の1つである(表1). 従来の補聴器と同様に試聴することで効果を判断することができるため, 試聴後装用を希望しない場合でも容易に別の手段に変更することができる.

装用効果については, 振動子が小型で圧着固定していないものの従来の骨導補聴器と比べ同等以

上の効果を得ることができる．両面テープで固定する例でも装用効果が劣ることはない[3]．両側の外耳道閉鎖症では両耳に装用することで方向感の改善や雑音下での聴き取りの改善を訴える例が多い．外耳道閉鎖症における臨床試験時の結果について図2に示す[3]．両側外耳道閉鎖症例では90％以上の例が装用の継続を希望しており，装用者自身もその効果を実感しているものと思われる．また，2017年の発売当初から多くの装用希望者が来院したが，軟骨伝導補聴器に関する情報源について調べると医療機関ではなく患者会（小耳症，トリチャーコリンズ症候群など）で得た情報（実際の装用経験者の体験談など）を元に受診するケースが多かった[7]．このことから軟骨伝導補聴器は装用者自身がその良さを実感できる補聴器であるといえる．軟骨伝導補聴器は外耳道閉鎖症での新しい，そして大きな補聴手段の選択肢であるといえる．

片側外耳道閉鎖症での補聴

外耳道閉鎖症では上述のように気導補聴器で対応が難しく，骨導補聴器では装用効果があるものの固定に伴うトラブルが付きまとう．健側の聴力が正常の片側外耳道閉鎖症では放置されていることが多いが，言語や学習に影響することから何らかの対応を行うことが望ましい[8]．片側外耳道閉鎖症に行うことが可能な対応は限られているが，外耳道閉鎖症でも装用効果があり，骨導補聴器のような圧着固定が不要で装用感が良く軟骨伝導補聴器は数少ない手段の1つとなる．

片側外耳道閉鎖症は両側例よりも症例数が多い．市販化後，当院に軟骨伝導補聴器を希望して受診された患者さんの多くは外耳道閉鎖症であったが，その6割は片側外耳道閉鎖症であった．受診のきっかけとなった情報源は患者会が多かったが，その割合については両側例よりも片側例で多かった[7]．従来，片側例では有効な対応方法がないとの認識があり，医療機関で積極的な補聴を勧められないことが要因の1つであると思われる．しかし，軟骨伝導補聴器を実際に試聴した方の多くは耳に当てた瞬間，これまであきらめていた耳から音がしっかりと聞こえることに驚きと喜びを感じ，貸し出しを行い試聴していただくことで装用継続を希望する方が多い．臨床試験では90％以上の例が装用継続を希望した（図2）[3]．実際に試聴した方に関する問診では，一般的な両耳聴効果である方向感の改善，騒音下での聴き取りの改善を述べる方が多い．そのような体験談を患者会で聞くことで，これまで対応方法がないと諦めていた片側外耳道閉鎖症の方が受診していただいているものと思われる．片側外耳道閉鎖症であっても軟骨伝導補聴器という選択肢があることを，医療機関の方に認識していただくことが，患者さんにとって大きなメリットになると考える．

その他の伝音難聴での軟骨伝導補聴器

その他の伝音難聴としては，外耳道閉鎖症と同じように気導補聴器で対応できない高度の外耳道狭窄症，慢性耳漏の症例と気導補聴器対応可能な耳硬化症，鼓室硬化症，耳小骨奇形の症例に分かれる．気導補聴器装用できない症例での補聴手段は骨導補聴器となるので，軟骨伝導補聴器のメリットは外耳道閉鎖症で述べたとおりとなる．難聴自体は外耳道閉鎖症よりも軽度になるので，装用効果については外耳道閉鎖症で得られる効果と同等以上であると考えられる．一方，気導補聴器が装用可能な伝音難聴については後述の感音難聴と同様に気導補聴器との比較となる．

感音難聴での軟骨伝導補聴器

感音難聴では通常気導補聴器を使用する．軟骨伝導補聴器を感音難聴にフィッティングすることは可能であるが，その時の比較対象は骨導補聴器ではなく，気導補聴器となる．骨導補聴器との比較で挙げられる装用感や審美性に関するメリットは，気導補聴器との比較では認めない．このため，装用効果やコストパフォーマンスが結果に影響する．

感音難聴での音の伝導は外耳道閉鎖症とは異なり，直接気導経路，軟骨気導経路が主な役割を果

表 2. 軟骨伝導補聴器の適応

◎	外耳道閉鎖症，外耳道狭窄症など	
	気導補聴器が装用できないか，効果不足となるため良い適応である．特に，非骨性の外耳道閉鎖症では優れた効果が期待できる．健側が正常であっても装用することで両耳聴効果が期待できる．	
○	慢性中耳炎，耳小骨奇形，耳硬化症，浅在化鼓膜，術後耳など	
	効果が期待でき適応である．しかし，気導補聴器で対応できることがあり，どちらを選択するかは装用効果などから検討する．	
○	慢性耳漏のある耳	
	振動子で音を伝えるため気導補聴器と異なり耳漏による故障のリスクは低い．また，音道が閉塞され効果が減弱することもない．一方，装用による炎症の遷延については気導補聴器と同様である．	
△	軽中等度感音難聴	
	聴力的に十分な装用効果は得られるが気導補聴器でも対応可能で，コスト面などを考慮し総合的に適応を判断する必要がある．	
×	重度感音難聴	
	現在市販されている補聴器ではゲインが不足し効果は期待できない．	

(文献 12，表 1 より)

たす．直接気導経路は通常の気導と同じであるが，軟骨気導経路は軟骨伝導特有のもので，耳軟骨の振動により外耳道内に発生した軟骨気導音が中耳伝音系を介して伝わる[9)10)]．振動子が耳の軟骨に接触するだけで大きな音が聞こえるようになるのは，この軟骨気導音の働きによるもので，特に中低音域の音が大幅に増幅される．

装用者が補聴器に満足するかどうかの要因には装用効果だけでなく装用感も重要な要素となる．耳栓で外耳道を塞ぐことで生じる外耳道閉鎖効果は装用感を悪化させる要因であるが，それを解消する方法として耳栓で外耳道を閉鎖するのではなく大きく外部と交通を持たせた耳栓を用いるオープンイヤフィッティングがある．装用感に優れ，多くの難聴者がこのタイプの補聴器を使用しているが，その問題点の1つとして低域の利得が得にくいことが挙げられる．軟骨伝導はオープンで用いることが可能であり，中低音域の利得が得やすい特徴を利用することで，より適応範囲の広いオープンタイプの補聴器を開発することが可能と思われる．

軟骨伝導補聴器はこれまで外耳道閉鎖症のように気導補聴器の装用が困難な例に対する補聴手段を念頭に開発されてきた経緯もあり，現在発売されているモデルが必ずしも感音難聴者に最適であるとは言い難い．気導補聴器との比較に関しては

これまで十分な議論が行われてきておらず，今後の検討課題であると考えられる．

軟骨伝導補聴器の適応
―どのような例に対してフィッティングを勧めるのか―

軟骨伝導補聴器の適応を表2に示す．外耳道閉鎖症は有効で，特に非骨性閉鎖症では効果が高い[11)]．その他の伝音難聴も効果がある．感音難聴であっても軽度中等度であれば適応となるが，重度難聴は難しい[12)]．気導補聴器が装用できないあるいは十分な効果が得られない例では積極的なフィッティングが勧められるが，気導補聴器が装用可能な感音難聴では，経済的負担なども考慮し慎重な適応の判断が必要となってくる．

適応年齢については現在販売されているHB-J1CCには電池のチャイルドロックがないためJIS規格上は，3歳以上が適応となっている．しかし，保護者にその旨を説明し対策をとるなど同意を得られる場合は，3歳未満であっても装用することは可能である．3歳未満で軟骨伝導補聴器を希望し受診するのはほぼ外耳道閉鎖症で，装用することのメリットが大きく，これまで同意が得られなかった例はない．今後，チャイルドロックがついた補聴器の発売も検討されている．

実際のフィッティングは上述したように各症例の耳の状態に合わせた最適な振動子の形状と装着

表 3. 軟骨伝導補聴器の取扱施設基準

1) 補聴器適合検査に関する施設基準を満たし, 届け出している.
2) 軟骨伝導補聴器のフィッティングに対する知識を有している補聴器相談医がいる.
3) 既存の補聴器(気導補聴器)のフィッティングと適合判定を行っており, 補聴効果を適切に評価することができる.
4) 耳型の採型は医療機関の有資格者(医師, 言語聴覚士)が行っている.
5) 軟骨伝導補聴器を取り扱うことが可能な認定補聴器技能者との連携がある.

部位の選択, そして音質調整を行う必要がある. 適切なフィッティングを行わないと, 十分な効果は得られない. 表 3 に日本聴覚医学会の軟骨伝導聴覚研究会で示されている取扱施設基準について示す. 軟骨伝導補聴器のフィッティングは, 補聴器のフィッティングと評価環境が整った, 軟骨伝導補聴器に対する知識を有する取扱医療機関で行う必要がある. 2020 年 1 月時点で約 70 施設が取り扱いを開始している.

　現在販売されている HB-J1CC は 1 台 30 万円 (両耳 51 万円), 20 歳以下の方については 15 万円の割引価格(両耳 30 万円)が設定されているが, 高価であり, その費用負担が問題となる. 感音難聴と異なり外耳道閉鎖症では選択肢が限られ, その効果を考えると何らかの公的な支援が望まれる. 軟骨伝導補聴器は新しい補聴器であるため従来の補聴器の性能を定義する規格(JIS C5512 や IEC60118-9)に基づいておらず補装具費基準告示の基本構造と合致していないため, 補装具として支給することができない. 2019 年 8 月には気導・骨導補聴器で効果が期待できず, 軟骨伝導補聴器が適合する場合は, 差額自己負担ではなく, 特例補装具として支給可能である補装具支給に関する事務連絡が厚生労働省社会・援護局障害保健福祉部企画課自立支援振興室から全国の自治体に通達されたが, 今後さらなる支援の拡大が望まれる.

参考文献

1) Nishimura T, Hosoi H, Saito O, et al：Is cartilage conduction classified into air or bone conduction? Laryngoscope, **124**：1214-1219, 2014.

2) Nishimura T, Hosoi H, Saito O, et al：Cartilage conduction is characterized by vibrations of the cartilaginous portion of the ear canal. PLoS One, **10**：e0120135, 2015.
　Summary 外耳道内に注水した時の注水量と閾値の関係をみることで, 軟骨伝導における軟骨気導音の働きを解明した.

3) Nishimura T, Hosoi H, Saito O, et al：Cartilage Conduction Hearing Aids for Severe Conduction Hearing Loss. Otol Neurotol, **39**：65-72, 2018.
　Summary 外耳道閉鎖症などの高度伝音難聴症例に軟骨伝導補聴器のフィッティングを行い, その有用性を明らかにした.

4) Dillon H：CROS, Bone-conduction, and Implanted Hearing Aids. Dillon H(eds)：434-450, Hearing Aids. Thieme, 2001.

5) House JW, Kutz JW Jr：Bone-anchored hearing aids：incidence and management of postoperative complications. Otol Neurotol, **28**：213-217, 2007.

6) Hobson JC, Roper AJ, Andrew R, et al：Complications of bone-anchored hearing aid implantation. J Laryngol Otol, **124**：132-136, 2010.

7) 西村忠己, 細井裕司, 森本千裕ほか：軟骨伝導補聴器希望者の受診契機について. 日耳鼻会報, **122**：1522-1527, 2019.

8) Jensen DR, Grames LM, Lieu JE：Effects of aural atresia on speech development and learning：retrospective analysis from a multidisciplinary craniofacial clinic. JAMA Otolaryngol Head Neck Surg, **139**：797-802, 2013.

9) Shimokura R, Hosoi H, Nishimura T, et al：Cartilage conduction hearing. J Acoust Soc Am, **135**：1959-1966, 2014.
　Summary 外耳道内音圧を測定し, 耳軟骨に振動子を接触させることで, 特に中低音域の音圧が大幅に上昇することを示した.

10) Nishimura T, Hosoi H, Saito O, et al：Cartilage conduction efficiently generates airborne sound in the ear canal. Auris Nasus Larynx, **42**：15-19, 2015.

11) Morimoto C, Nishimura T, Hosoi H, et al：Sound transmission by cartilage conduction in ear with fibrotic aural atresia. J Rehabil Res Dev, **51**：325-332, 2014.

12) 西村忠己：軟骨伝導補聴器の特徴と適応. 日耳鼻会報, **121**：1306-1308, 2018.

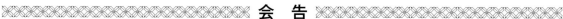

第 65 回日本聴覚医学会総会・学術講演会

会　期：2020 年 10 月 7 日（水）・8 日（木）・9 日（金）

会　場：ウィンクあいち

　　　　〒 450-0002　愛知県名古屋市中村区名駅 4-4-38

　　　　TEL 052-571-6131（代）／FAX 052-571-6132

会　長：曾根　三千彦（名古屋大学医学部耳鼻咽喉科学講座教授）

プログラム：

　主題 1：聴覚の可塑性―基礎研究から臨床所見まで

　主題 2：他覚的聴覚検査の応用と評価

　　他，特別講演，一般演題を予定

【事務局】名古屋大学医学部耳鼻咽喉科

　　　　〒 466-8550　愛知県名古屋市昭和区鶴舞町 65

　　　　TEL 052-744-2323／FAX 052-744-2325

　　　　E-mail audiology65@sunpla-mcv.com

第 59 回日本鼻科学会総会・学術講演会

会　期：2020 年 10 月 10 日（土）・11 日（日）

会　場：順天堂大学　新研究棟（A 棟）・センチュリータワー・10 号館

　　　　東京都文京区本郷 2-1-1

会　長：池田勝久（順天堂大学医学部耳鼻咽喉科学講座教授）

　コロナ禍の結果，様々な生活様式の変貌を余儀なくされてきております．Web 会議を行うと様々な利便性に気付かされ，学術講演会もライブのオンラインを応用することで新しい可能性が開くと思い付きました．テーマは「ニューノーマルの鼻科学」で，スローガンは「何時でも何処でも誰でも気軽に参加」です．企画演題は現地開催とオンラインのハイブリッド，一般演題は全て口演でオンラインと致します．鼻科学に関する①基礎研究，②臨床研究，③症例報告の一般演題を広く募集致します．

　詳細は当学術集会ホームページをご参照下さい．

Official site：https://ww2.med-gakkai.org/jrs59/

演題募集期間：**～2020 年 8 月 31 日（月）正午締切**

【学会事務局】順天堂大学医学部耳鼻咽喉科学講座　担当：松本文彦

　　　　〒 113-8421　東京都文京区本郷 2-1-1

　　　　TEL：03-3813-3111（内線：5681）／FAX：03-5840-7103

　　　　E-mail：jrs59@med-gakkai.org

FAX による注文・住所変更届け

改定：2015 年 1 月

　毎度ご購読いただきましてありがとうございます．

　読者の皆様方に小社の本をより確実にお届けさせていただくために，FAX でのご注文・住所変更届けを受けつけております．この機会に是非ご利用ください．

◎ご利用方法

　FAX 専用注文書・住所変更届けは，そのまま切り離して FAX 用紙としてご利用ください．また，注文の場合手続き終了後，ご購入商品と郵便振替用紙を同封してお送りいたします．**代金が 5,000 円をこえる場合，代金引換便とさせて頂きます．**その他，申し込み・変更届けの方法は電話，郵便はがきも同様です．

◎代金引換について

　本の代金が 5,000 円をこえる場合，代金引換とさせて頂きます．配達員が商品をお届けした際に，現金またはクレジットカード・デビットカードにて代金を配達員にお支払い下さい(本の代金＋消費税＋送料)．(※年間定期購読と同時に 5,000 円をこえるご注文を頂いた場合は代金引換とはなりません．郵便振替用紙を同封して発送いたします．代金後払いという形になります．送料は定期購読を含むご注文の場合は頂きません)

◎年間定期購読のお申し込みについて

　年間定期購読は，1 年分を前金で頂いておりますため，代金引換とはなりません．郵便振替用紙を本と同封または別送いたします．送料無料，また何月号からでもお申込み頂けます．

　毎年末，次年度定期購読のご案内をお送りいたしますので，定期購読更新のお手間が非常に少なく済みます．

◎住所変更届けについて

　年間購読をお申し込みされております方は，その期間中お届け先が変更します際，必ずご連絡下さいますようよろしくお願い致します．

◎取消，変更について

　取消，変更につきましては，お早めに FAX，お電話でお知らせ下さい．

　返品は，原則として受けつけておりませんが，返品の場合の郵送料はお客様負担とさせていただきます．その際は必ず小社へご連絡ください．

◎ご送本について

　ご送本につきましては，ご注文がありましてから約 1 週間前後とみていただきたいと思います．お急ぎの方は，ご注文の際にその旨をご記入ください．至急送らせていただきます．2〜3 日でお手元に届くように手配いたします．

◎個人情報の利用目的

　お客様から収集させていただいた個人情報，ご注文情報は本サービスを提供する目的(本の発送，ご注文内容の確認，問い合わせに対しての回答等)以外には利用することはございません．

　その他，ご不明な点は小社までご連絡ください．

株式会社 全日本病院出版会　〒113-0033 東京都文京区本郷 3-16-4-7 F
電話 03(5689)5989　FAX03(5689)8030　郵便振替口座 00160-9-58753

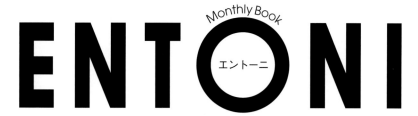

FAX 専用注文書

「Monthly Book ENTONI」誌のご注文の際は，この FAX 専用注文書
もご利用頂けます．また電話でのお申し込みも受け付けております．
毎月確実に入手したい方には年間購読申し込みをお勧めいたします．また
各号 1 冊からの注文もできますので，お気軽にお問い合わせください．

バックナンバー合計
5,000 円以上のご注文
は代金引換発送

―お問い合わせ先―
㈱全日本病院出版会　営業部
電話 03(5689)5989　　　FAX 03(5689)8030

□年間定期購読申し込み　No.　　　から

□バックナンバー申し込み

No.	-	冊	No.	-	冊	No.	-	冊	No.	-	冊
No.	-	冊	No.	-	冊	No.	-	冊	No.	-	冊
No.	-	冊	No.	-	冊	No.	-	冊	No.	-	冊
No.	-	冊	No.	-	冊	No.	-	冊	No.	-	冊

□他誌ご注文

	冊		冊

お名前	フリガナ 　　　　　　　　　　　　　　　　　　　㊞	診療科

ご送付先	〒　　- □自宅　　□お勤め先	

電話番号	□自宅 □お勤め先

FAX 03-5689-8030 全日本病院出版会行

年　　月　　日

住 所 変 更 届 け

お 名 前	フリガナ	
お客様番号		毎回お送りしています封筒のお名前の右上に印字されております8ケタの番号をご記入下さい。
新お届け先	〒　　　　都　道 　　　　　　府　県	
新電話番号	（　　　　　）	
変更日付	年　　月　　日より	月号より
旧お届け先	〒	

※ 年間購読を注文されております雑誌・書籍名に✓を付けて下さい。

☐ Monthly Book Orthopaedics （月刊誌）

☐ Monthly Book Derma. （月刊誌）

☐ 整形外科最小侵襲手術ジャーナル （季刊誌）

☐ Monthly Book Medical Rehabilitation （月刊誌）

☐ Monthly Book ENTONI （月刊誌）

☐ PEPARS （月刊誌）

☐ Monthly Book OCULISTA （月刊誌）

FAX 03-5689-8030

全日本病院出版会行

Monthly Book ENTONI バックナンバー

通常号⇒ 2,500 円＋税

※No.203 以前発行のバックナンバー，各目次等
の詳しい内容は HP（www.zenniti.com）をご
覧下さい.

編集顧問：	本庄　　巖	京都大学名誉教授
編集主幹：	小林　俊光	仙塩利府病院 耳科手術センター長
	曾根 三千彦	名古屋大学教授

No. 248　編集企画：
神田幸彦　神田Ｅ・Ｎ・Ｔ医院院長

Monthly Book ENTONI　No.248

2020 年 8 月 15 日発行（毎月 1 回 15 日発行）
定価は表紙に表示してあります.
Printed in Japan

発行者　　末 定 広 光
発行所　　株式会社　全日本病院出版会
〒 113-0033 東京都文京区本郷 3 丁目 16 番 4 号 7 階
電話（03）5689-5989　Fax（03）5689-8030
郵便振替口座 00160-9-58753

印刷・製本　三報社印刷株式会社　　電話（03）3637-0005
広告取扱店　㈱日本医学広告社　　　電話（03）5226-2791